Richtig atmen für eine sanfte Geburt

Ute Gerzabek

RICHTIG ATMEN FÜR EINE SANFTE GEBURT

So gewinnen Sie Kraft für sich und Ihr Baby

Mosaik

Ute Gerzabek ist ausgebildete aktive Sängerin. Mit dem Studium, einem Diplom der Atempädagogik und dem Kennenlernen aller namhaften Atemschulen war bei ihr der Grundstein für das Spezialgebiet Atmung gelegt. Sie lehrt an der Hochschule für Musik und Darstellende Kunst in Wien und am Conservatoire National Superieur von Lyon, ebenso in Seminaren und Fortbildungskursen in mehreren europäischen Ländern.

Danke
Frau Dr. Simon und Herrn Dr. Heber für ihre medizinische Fachberatung.
Danke, Ulli und Walter, daß Ihr mir ermöglicht habt, in Ruhe zu schreiben.
Danke, Liesa, Du hast mir den ersten Anstoß zu diesem Buch gegeben.
Danke an alle Mütter, die ich begleitet habe. Aus Eurer Erfahrung konnte ich dieses Programm entwickeln.
Danke Dir, mein lieber Gerhard. Für Deine Geduld, Dein Verständnis, Deine Unterstützung und Deine Liebe.

Lassen Sie sich von Ihrem Atem Kraft und Öffnung schenken
für eine angenehme Schwangerschaft und eine erfüllende Geburt

Dieses Buch widme ich
meiner lieben Freundin Astrid
und allen werdenden Müttern

Fotos:
Edith Lauenstein, Wiesbaden

© 1999 Mosaik Verlag München
 in der Verlagsgruppe Bertelsmann GmbH/ 5 4 3 2 1
Redaktion: Monika König
Lektorat: Henriette Zeltner
Bildredaktion: Elisabeth Franz
Umschlaggestaltung: Design Team München
Umschlagfoto: Edith Lauenstein, Wiesbaden
Layoutentwurf: Büro für Gestaltung, Dietmar Meyer, Friedhelm Ott, Hamburg
Layoutdurchführung: Buchmacher Bär, Freising
Druck und Bindung: Sebald Sachsendruck, Plauen
Printed in Germany
ISBN 3-576-11198-0

Inhalt

Vorwort	6
Zum Gebrauch dieses Buches	8
Wissenswertes über den Atem	9

I. Das erste Drittel **13**
    Das Kennenlernen des Atems 14
    Die Tiefatmung 22
    Das Führen des Atems 33

II. Das zweite Drittel **39**
    Anfreunden mit dem Bauch 40
    Den Atem zum Klingen bringen 48
    Übungen mit Ton zur Kräftigung des Zwerchfells 50
    Der Atem als Entspannungshilfe 54
    Innere Massage durch den Atem 57

III. Das letzte Drittel **61**
    Atemübungen mit dem Partner 62
    Tonübungen als Vorbereitung zur Lautgebung
        bei der Geburt 66
    Atemhilfe für den Alltag 72

IV. Die Geburt **79**
    Die Atmung während der Wehen 80
    Die Atmung zwischen den Wehen 84
    Das Herausatmen des Babys 90

Register 95

Vorwort

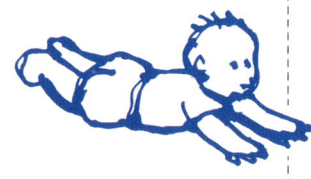

Sie bekommen ein Baby. Daß Sie dieses Buch in Händen halten, zeigt, wie Sie sich mit diesem Ereignis auseinandersetzen wollen. Schwangerschaft und Geburt sind eine Zeit, die Körper und Geist in gleichem Maße betreffen. Sie sollten mit sich selbst und dem Wesen, das in Ihnen entsteht, eine bewußte Zeit der Vorbereitung im Denken und Tun verbringen. Der Atem wird Sie in diesen Monaten als körperlich-geistige Kraft begleiten. Er wird Sie zur Ruhe bringen, Sie kräftigen, Ihnen helfen, Haltung zu bewahren, er wird Sie mit Zuversicht und Vertrauen zu einem freudigen Ereignis hinführen.

Nach den Wochen der intensiven Vorbereitung werden Sie Ihr Kind dann »herausatmen«, statt es herauszupressen. Ihr Baby wird in der Bewegung des Atems geboren werden, einer Bewegung von innen nach außen. Das ist ein Zusammenwirken aller inneren und äußeren Kräfte, die Sie mit Hilfe Ihres Atems mobilisieren werden.

Ihr Atem ist so individuell wie Sie selbst. Sie werden aus der Vielfalt der Übungen rasch Ihre Favoriten herausfinden. Ich gebe Ihnen kein Rezept, sondern ich zeige Ihnen einen Weg: Wie Sie durch den richtigen Umgang mit Ihrem Atem Kraft und Stabilität für die kommenden Monate gewinnen. Daß Sie sich auf Ihren Instinkt verlassen können. Wie Sie die Freude genießen, sich selbst und Ihrem Kind näher zu kommen. Daß der Atem Sie einer sanften Geburt entgegen öffnet – zu Ihrem Wohl und dem Ihres Kindes.

Was ich Ihnen noch sagen möchte

Geben Sie sich die Chance, das wiederzufinden, was Sie jetzt dringender brauchen denn je: die Reaktionsfähigkeit auf natürliche Vorgänge

Leider wird der Begriff »natürliche Geburt« oft mißverstanden. Man denkt, jede Vorkehrung sei überflüssig, denn der Körper mache das schon. Dem ist aber nicht so. Der Körper hat vieles verlernt. Geist und Kultur stehen im Weg. In unserer Gesellschaft ist es zur Gewohnheit geworden, das Innere des Körpers zu ignorieren. Das Äußere in klischeehafte Formen zu zwingen, hat massive Auswirkungen. Das Natürliche ist dann nicht mehr natürlich. Wir haben unserer Natur die Aufmerksamkeit entzogen.

Ein Mensch wächst in Ihnen heran, kein funktionierendes Objekt. Er braucht Nahrung in jeder Hinsicht, während er sich unter Ihrer Obhut im Schutz Ihres Leibes verbirgt. Sie geben ihm stoffliche Nah-

VORWORT

rung, um seinen Körper wachsen zu lassen; Sie denken liebevoll an ihn, um seinen Geist zu stärken. Schenken Sie ihm auch Ihren Atem. Auf Griechisch heißt der Atem »Odem«, was gleichbedeutend ist mit Seele. Auf Indisch nennt man ihn »Atman«, was ebenfalls Seele heißt. Der Atem ist unser Innerstes, Geheimnisvollstes, Wertvollstes.

Ich beneide jede Schwangere. Nie ist man sich selbst so nahe, nie ist man dem Leben so nahe.

Ich wünsche Ihnen, daß Sie Ihren Atem so entwickeln, daß im Zusammenspiel aller wirkenden Kräfte die Geburt zu dem wird, was sie sein soll: Zum schönsten Tag Ihres Lebens.

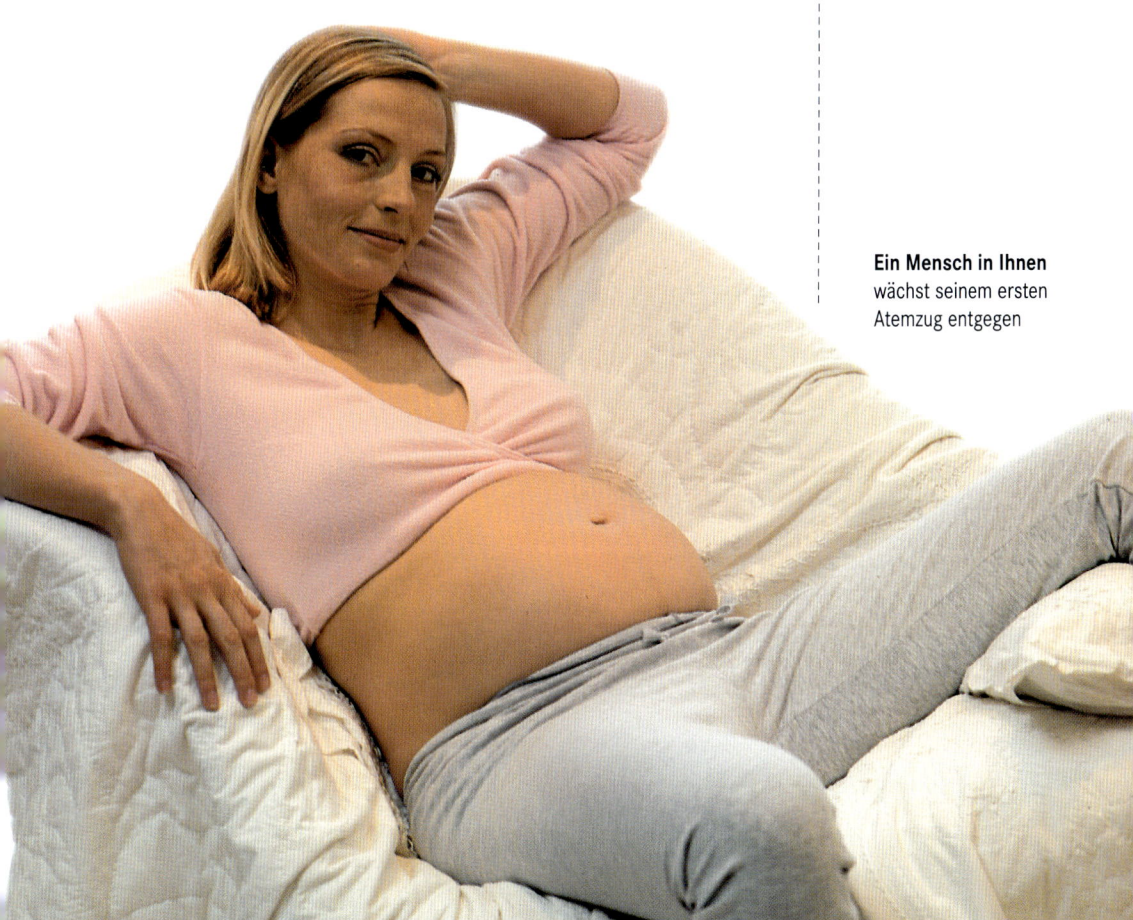

Ein Mensch in Ihnen wächst seinem ersten Atemzug entgegen

Zum Gebrauch dieses Buches

Es ist wichtig, schon zu Beginn zu wissen, was Sie am Ende erreichen wollen. Sie können so Ihre Konzentration von der ersten Übung an auf das Wesentliche einstellen

Wahrscheinlich werden Ihnen einige Übungen sofort sympathisch sein. Zeichen Sie diese an, um sie später leichter wiederzufinden. Das Arbeiten mit dem Buch hat hier schon seinen Anfang gefunden.

Ihr Partner beim Üben kann natürlich auch eine Partnerin sein, beispielsweise Ihre Freundin. Der Einfachheit halber ist jedoch immer vom Partner die Rede. Die meisten Übungen können Sie auch alleine machen. Falls es dazu einer kleinen Änderung bedarf, ist in der jeweiligen Anleitung darauf hingewiesen.

Ihr individuelles Programm: Ihre Lieblingsübungen finden Sie, indem Sie ausprobieren, die Wirkung erspüren und dann entscheiden. Suchen Sie sich aus jedem Kapitel ein paar Übungen aus. Daraus entsteht ein kleines, genau auf Sie zugeschnittenes Programm, nicht zu lang und nicht zu kurz, das genau Ihrem Befinden und Ihren Fortschritten entspricht.

Der Ort, an dem Sie üben, sollte zu Ihrem Lieblingsort werden. Wählen Sie den schönsten und ruhigsten Platz in Ihrer Wohnung. Achten Sie auf angenehmes Licht und frische Luft.

Das Material, mit dem Sie üben, soll Ihnen zusagen. Besorgen Sie Matte, Ball, Kissen und Trimmgurte, die Sie gerne ansehen und anfassen. Die Matte muß den Rücken gut stützen. Kaufen Sie nicht die billigste, sondern die beste. Das ist wichtig vor allem für die Momente, in denen der Rücken schmerzt. Das Luftkissen, das auch durch einen Ball oder einen Sitzluftballon ersetzt werden kann, soll ein hohes Maß an Elastizität haben. Alle Kissen, auf die Sie sich betten, sollen Ihnen gefallen. Sie dienen nicht nur dem Abstützen, sondern auch dem Kuscheln und Ruhen. Freunden Sie sich mit Ihrem Übungsmaterial an. Planen sie, es in die Klinik mitzunehmen. Diese vertrauten und hilfreichen Dinge werden Ihnen die Stunden bis zur Geburt erleichtern.

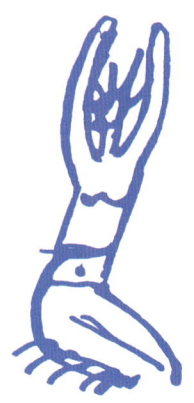

Die Zeit, in der Sie üben, gehört nur Ihnen, Ihrem Kind und gegebenenfalls Ihrem Partner. Schaffen Sie sich diesen zeitlichen und geistigen Freiraum. Immer wieder werde ich gefragt, wie lange man üben sollte. Die Antwort werden Ihnen Ihr Körper und Ihre Konzentration geben. Sie werden bald ein Gefühl dafür entwickeln, wie lange Sie aufnahmebereit sind. Erfahrungsgemäß sind 20 Minuten ein gutes Mittelmaß.

Wie lange Sie auch üben – das ist wertvolle Zeit, in der Sie Ihren Atem pflegen und trainieren, eine Zeit, in der Sie sich innerlich und äußerlich darauf vorbereiten, Leben zu geben.

Ich wünsche Ihnen, daß Sie aus dem folgenden Trainingsprogramm Erholung, Anregung und Kraft gewinnen.

Wissenswertes über den Atem

Der Atemapparat ist in den Oberkörper eingefügt und besteht aus dem Brustkorb und dem Abdomen, in dessen unterem Teil bereits Ihr Baby heranwächst. Hier in der warmen Bauchhöhle liegen sämtliche anderen Organe mit Ausnahme von Lunge und Herz.

Das Zwerchfell ist am unteren, inneren Rippenrand, dem Brustbein und der Brustwirbelsäule befestigt. Dieser große Atemmuskel, der quer durch die Leibesmitte verläuft, trennt den Brust- vom Bauchraum. Seine Lage, Funktion und Beschaffenheit sind es, die Ihnen während der Schwangerschaft und bei der Geburt hilfreich sein werden.

Einige Dinge über den Atem sollten Sie wissen, bevor Sie mit dem Atemtraining beginnen

ABDOMEN ist die richtige Bezeichnung für den unteren Teil des Oberkörpers. Das Abdomen reicht von den unteren Rippen abwärts bis zum Beckenboden. Er schließt ein: Bauch, Taille, Rücken, Becken, und zwar deren äußere und innere Bereiche. Die Atemschwingungswelle setzt sich vom Zwerchfell abwärts fort. Dabei breitet sich ihre Wirkung im gesamten unteren Teil des Oberkörper aus – Bauch und Rücken, Becken und Taille eingeschlossen. Ich spreche daher nicht von Bauchatmung sondern von Abdominal-Atmung.

Die oberen Atemräume

Gehen wir vom Zwerchfell aufwärts, in die oberen Atemräume, so kommen wir in den Brustkorb, in dem sich die Lunge befindet. Dieses empfindliche Organ ist von den Rippen, der Brustwirbelsäule und dem Brustbein flexibel geschützt. Die Rippen sind durch zwei Schichten von kleinen Muskeln verbunden:

Die Zwischenrippelmuskeln sind neben dem Zwerchfell die zweite Atemmuskelgruppe. Mit ihrer Hilfe wird bei jeder Einatmung der Brustkorb nach außen und leicht nach oben gehoben. Bei der Ausatmung wir der wieder in seine Ausgangslage gesenkt.

Die unteren Atemräume

Die Bewegung, die Sie im Abdominalbereich bei jeder Atmung spüren werden, wird durch die Atemschwingungswelle erzeugt

Die unteren Atemräume befinden sich unterhalb des Zwerchfells, im Abdominalbereich. Bei jeder Einatmung senkt sich das Zwerchfell in das Abdomen und verdrängt dabei die Bauchorgane. Diese senken sich in die große, breite Schale des Beckens. Die Bewegung, die Sie im Abdominalbereich bei jeder Atmung spüren, wird erzeugt durch die Atemschwingungswelle. (Der geläufige Begriff für die Bewegung, welche die Einatmung vom Zwerchfell abwärts auslöst, ist Atemdruckwelle. Der Atem darf jedoch niemals mit Druck geführt werden. Es ist vielmehr eine Schwingung, die das Abdomen in Bewegung bringt. Daher bezeichne ich die Atemdruckwelle als Atemschwingungswelle.)

Die Atmung ist unbewußt und bewußt gesteuert. Diese Sonderstellung, die die Atmung durch ihre doppelte Steuerung hat, ist lebenswichtig. Die unbewußte Steuerung sorgt dafür, daß wir nicht aufhören zu atmen; über das Rückenmark wird ins Gehirn gemeldet, wenn im Blut zu wenig Sauerstoff ist. Dadurch nimmt der Körper selbständig Luft auf, auch wenn wir nicht daran denken, im Schlaf beispielsweise. Die bewußte Steuerung erlaubt, in das Atemgeschehen willentlich einzugreifen. Wir können Zeitpunkt Tempo und Volumen der Atmung bestimmen. Allerdings nur, solange der Organismus nicht in Not gerät. In dem Fall schaltet sich die unbewußte Steuerung ein und regelt den Atemvorgang.

So sehr das Atemtraining für Schwangerschaft und Geburt die bewußte Steuerung der Atmung anstrebt, es bleibt immer einen Balance-Akt zwischen Tun und Lassen, zwischen Beobachten und Eingreifen. Wenn Sie auf diese Weise die Natur respektieren, werden Sie sich in wachsendem Maße Ihrer Atmung »bedienen« können.

DIE BEWEGUNG DER ATEMMUSKULATUR bei der gesunden Normalatmung: In der Einatmung senkt sich in den unteren Atemräumen das Zwerchfell in die Bauchhöhle. Der gesamte Abdominalbereich weicht elastisch nach außen. In den oberen Atemräumen heben die Zwischenrippenmuskeln den Brustkorb nach außen und leicht nach oben. Die Lunge dehnt sich und wird mit Sauerstoff gefüllt. Dieses Zusammenspiel der Zugkräfte setzt den gesamten Oberkörper in Bewegung. In der Ausatmung entweicht die verbrauchte, mit Kohlendioxyd angereicherte Luft aus der Lunge. Alle Körperwände gehen in ihre Ausgangslage zurück. Dies ist die gesunde normale Ruheatmung.

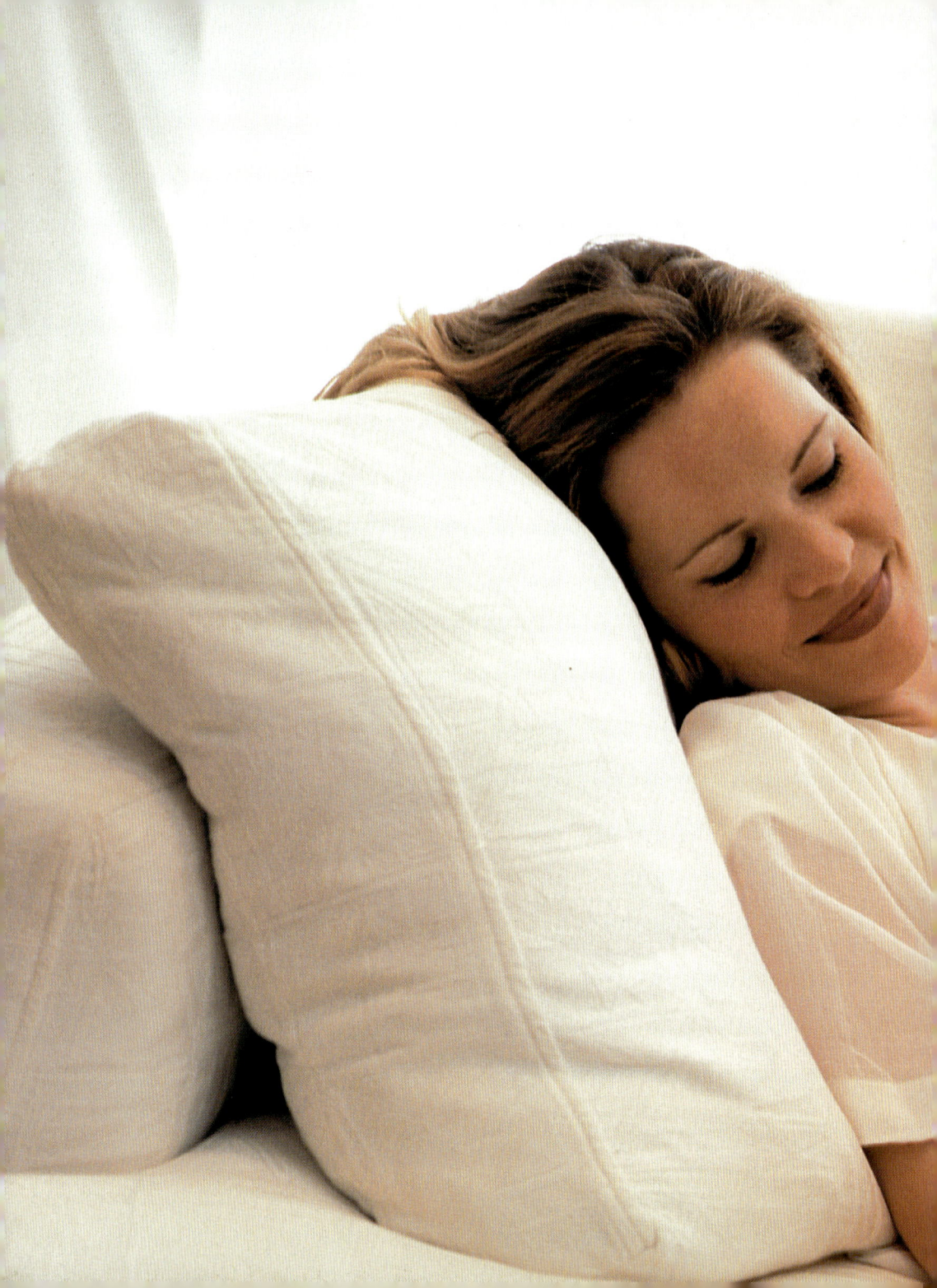

1. Das erste Drittel

Am Beginn Ihrer Schwangerschaft merken Sie noch kaum etwas von dem Kind, das in Ihnen heranwächst. Nutzen Sie die Zeit, um in Vorfreude auf Ihr Baby Körper und Geist vorzubereiten

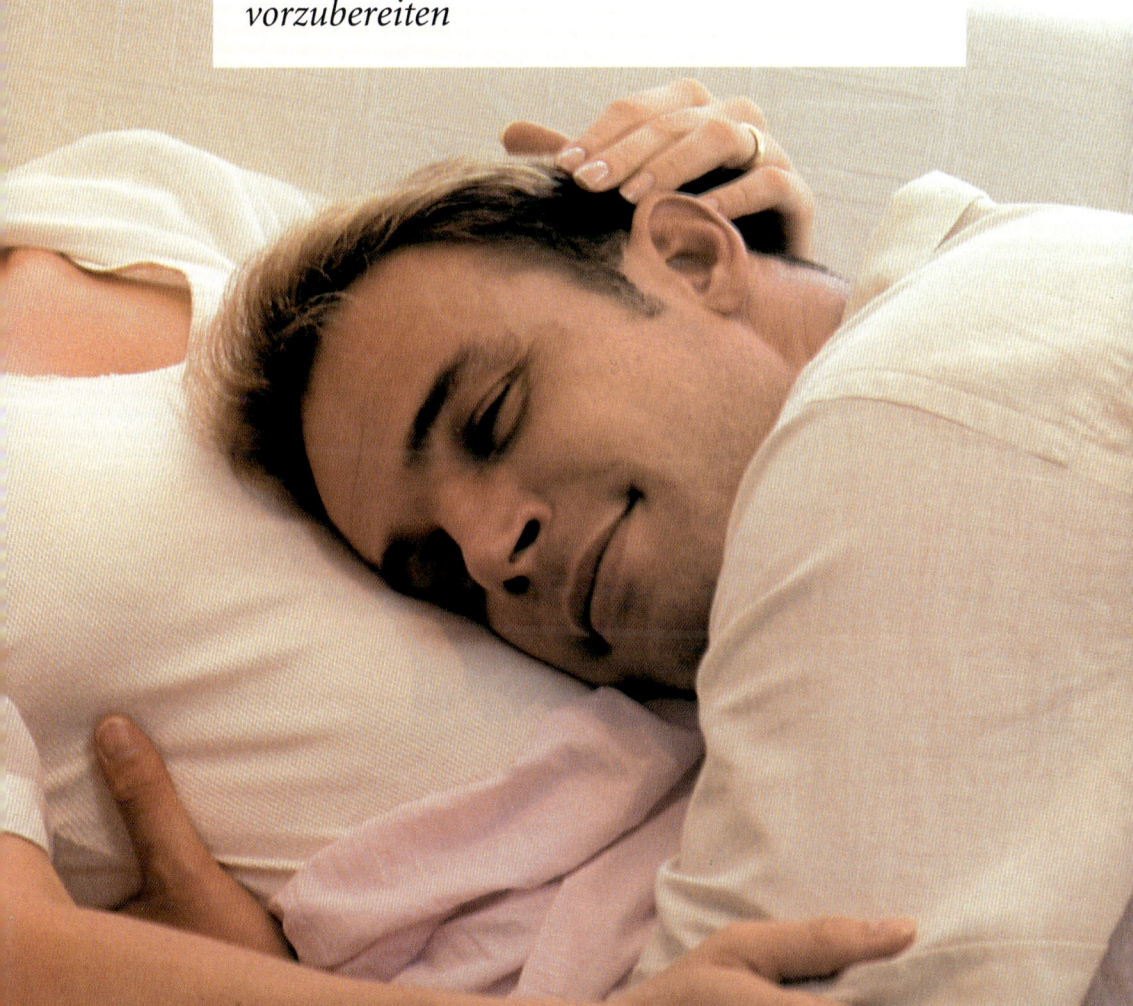

I.

DAS ERSTE DRITTEL

In diesem Kapitel werden Sie über das Kennenlernen des Atems zur Tiefatmung und Dosierung der Luft geführt. Der Gewinn dieser Übungen ist Beweglichkeit, Kraft und Stabilität.

Ihr Konditionstraining muß jetzt beginnen. Dann wird Ihr Atem bis zum Zeitpunkt der Geburt kräftig genug sein. Die Gesamtheit des Atemapparates muß verstehen können und durch die Erfahrung des oftmaligen Übens sofort reagieren. Diese Reaktionsbereitschaft in Bezug auf Durchlässigkeit, Kraft und Führung des Atems vermitteln die Übungen in diesem Kapitel.

Besonders in diesem ersten Abschnitt der Schwangerschaft sollten Sie die Zeit nutzen, um Ihr Training aufzubauen das sich über alle neun Monate erstreckt

Das Kennenlernen des Atems

Sie haben nun neun Monate Zeit, um nicht zuletzt mit Hilfe Ihres Atems die Schwangerschaft und Geburt zu einem wundervollen Erlebnis zu machen. Lassen Sie uns ganz am Anfang beginnen: Mit einer Reise zu Ihrer inneren Bewegung, der inneren Kraft und Vielfalt. Der Zeitpunkt ist günstig, denn durch die hormonelle Umstellung befindet sich Ihr Körper in einem Zustand erhöhter Aufnahmebereitschaft. Viele Körperfunktionen sind intensiver. Schon alleine durch die größere Herztätigkeit und den vermehrten Sauerstoffaustausch wird die Atmung verstärkt.

Das Kennenlernen des Atems ist eine Reise zu innerer Kraft und Vielfalt

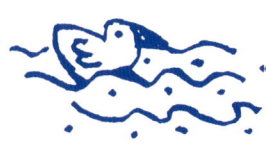

Übung: Das Kennenlernen

Das Zwerchfell, befestigt am unteren Rippenrand, ist in seiner Bewegung innerlich und äußerlich fühlbar. Legen Sie beide Hände an den unteren Rand des Brustkorbs. Hier hat das Zwerchfell seine peripheren Ränder. Verweilen Sie mit den Händen einige ruhige Atemzüge lang, bis Sie die von innen nach außen schwingende Bewegung fühlen.

Beobachten Sie, wie sich der untere Brustkorb mit jeder Einatmung nach außen weitet, mit jeder Ausatmung wieder schmäler wird. Nachhelfen ist nicht nötig; Sie sind die stille Beobachterin eines selbstverständlichen Vorgangs.

Beobachten Sie, ohne in das Atemgeschehen aktiv einzugreifen

Sobald Sie diese Bewegung gut spüren, gleiten Sie mit den Handflächen langsam am Rand des Brustkorbes entlang: nach vorne, seitlich, nach hinten und wieder zurück. Die Atmung bleibt dabei stets ruhig und gelassen.

Wählen Sie eine bequeme Körperhaltung, in welcher der Abdominalbereich frei zugänglich ist. Das Auflegen der Handflächen beginnen

KENNENLERNEN

Sie an den Zwerchfellrändern. Ihrer regelmäßigen Atmung folgend, lassen Sie die Hände abwärts und rundum wandern. Tasten Sie nach und nach das gesamte Abdomen ab.

Erinnern Sie sich: Das Abdomen reicht bis zum Beckenboden. Legen Sie auch hier eine Hand auf und fühlen Sie, ob der Atem bis zum Beckenboden durchschwingt.

Im zweiten Schritt dieser Übung wiederholen Sie die vorangegangenen Bewegungen, üben jedoch »vom Bewußtsein begleitet«. Das heißt, Sie verfolgen die äußerlich spürbare Bewegung in Ihrem Inneren. Sollte dies anfangs nicht gelingen, legen Sie jeweils zwei Atemzüge lang die Hände auf, lösen sie dann von Ihrem Körper und konzentrieren sich während der nächsten beiden Atemphasen auf die innere Bewegung. Üben Sie von Beginn an vom Bewußtsein begleitet. Es intensiviert das Erlebnis und führt rascher zum Ziel.

> VOM BEWUSSTSEIN BEGLEITET, bedeutet, daß in zwei Dimensionen geübt wird. Die äußere bezieht sich auf die sichtbare Bewegung, die innere Dimension bleibt für das Auge unsichtbar. Sie folgen in Ihrer Konzentration dem Weg, den der Atem in Ihrem Inneren nimmt. Sie begleiten ihn mit Ihrem Bewußtsein.

Das Fühlen der inneren Bewegung ermöglicht Ihnen ein Üben an jedem Ort. Es wird Ihnen die Möglichkeit geben, ein Unwohlsein, einen Schmerz wegzuatmen. Es wird Sie in Kontakt treten lassen mit Ihrem Kind, und es wird Ihnen Energie aus Ihrem Inneren spenden. Das sind nur einige Vorteile, die das vom Bewußtsein begleitete Üben hat. Im Laufe der nächsten Monate werden Sie noch andere kennenlernen und selbst entdecken. Und Sie werden diese Art des Übens schätzen und lieben lernen.

Ziel dieser ersten Übung ist es, daß Sie die Atembewegung äußerlich wie innerlich fühlen können, in den unteren und in den oberen Atemräumen. Außerdem ist damit der Anfang der Sensibilisierung des Zwerchfellmuskels gemacht.

Die Atemschwingungswelle in den unteren Atemräume wird ausgelöst durch das In-die-Tiefe-Schwingen des Zwerchfells in der Einatmung

Das Zwerchfell wird durch äußeres und inneres Fühlen sensibilisiert

Nach jeder Übung zwei bis drei Atemphasen »nachatmen«, um das neue Erlebnis in Erinnerung zu behalten

Richtig atmen 15

I.

DAS ERSTE DRITTEL

> **DIE HYGIENE DER LUNGE** ist während der Schwangerschaft besonders wichtig. Achten Sie darauf, sich möglichst oft in guter Luft aufzuhalten. Meiden Sie Lokale, in denen geraucht wird. Zündet sich jemand in ihrer Gegenwart eine Zigarette an, so bitten Sie denjenigen, das zu unterlassen. Vor allem dürfen Sie selbst keinesfalls rauchen. Die Lunge wird stark belastet und in ihrer Funktion eingeschränkt. Das führt unter anderem zu Stoffwechselstörungen und Ermüdungserscheinungen. Der Organismus wird unzureichend ernährt.

Sauerstoff ermöglicht alle Stoffwechselvorgänge des Organismus. Er ermöglicht das Leben

Ihr Kind wird durch den Sauerstoff ernährt, der über Ihre Atemwege in die eigene Blutbahn und weiter über die Nabelschnur in die Blutbahn des Kindes gelangt. In der Lunge erfolgt die Diffusion der Luft. Der Sauerstoff wird an die Blutbahn abgegeben. Von hier aus hält er alle lebenswichtigen Funktionen in Gang. Die verbrauchte Luft aus dem Blut wird von der Lunge wieder aufgenommen. Kohlendioxyd und Stickstoff werden in der Ausatmung abgegeben.

Übermäßiges Atmen führt zu übermäßigem Luftaustausch. Zur sogenannten Hyperventilation

Bei gesunder Lunge, vernünftiger Lebensweise und richtiger Atmung, ist die Sauerstoffversorgung des Babys gewährleistet. Atem und Kreislauf werden, von der Natur vorsorglich eingerichtet, in ihrer Funktion intensiviert. Die Sorge, daß Ihr Kind zu wenig Sauerstoff bekommt, ist bei guter Gesundheit unbegründet. Sie müssen also nicht für zwei atmen. – So wie Sie auch nicht für zwei essen müssen.

Eine reine Lunge kann den Sauerstoff besser aufnehmen und weiterleiten, der Körper wird besser ernährt

Der Reinigungsatem verhilft Ihnen vor Beginn Ihres Trainings zu einer aufnahmebereiten Lunge. Gleichzeitig ist er erfrischend. Wenn Sie Ermüdungserscheinungen haben, kann der Reinigungsatem Sie rasch wieder beleben.

Die meisten Menschen atmen ungenügend aus. Das heißt, es bleibt immer zuviel Restluft in der Lunge. Sie verstellt der frischen Luft unnötig Raum, und macht die Lunge träge und unelastisch. Daher ist es vorteilhaft ,vor dem Atemtraining zwei bis dreimal zur Gänze auszuatmen. Dies gilt besonders für Menschen, für die Atemtraining neu ist. Ist der Atem gut trainiert, die Ausatmung effizient und die Lunge elastisch, so erübrigt sich der Reinigungsatem. Er kann durch ein Aufatmen ersetzt werden.

Die Einatmung durch die Nase bewirkt, daß der Weg der Luft und die Atemschwingungswelle in die Tiefe noch deutlicher zu fühlen sind. Jeder Atemzug, der durch die Nase in den Körper strömt, verlangsamt die Geschwindigkeit des Einströmens der Luft. Dieses »Bremsen der Luft« scheint zunächst ein Nachteil zu sein. Bei näherem Hinsehen merken wir jedoch, daß dieses verlangsamte Einströmen der Luft einer von vielen Vorteile der Nasenatmung ist. Der Luftstrom wird dabei durch die Schleimhäute befeuchtet, durch die feinen Härchen in der Nase gereinigt und während des Weges durch die Nasengänge erwärmt. Die Luft kommt bei Nasenatmung besser vorbereitet in die Lunge als bei Mundatmung. Die Lunge, die ohnehin von Umwelteinflüssen, Erkältungen, ungenügender Atmung, am schlimmsten aber durch eventuelles Rauchen, strapaziert ist, wird durch die Nasenatmung optimal geschont.

Der Körper ersetzt die verbrauchte Luft automatisch

SO SOLLTEN SIE ÜBEN: Vor der Atemübung ein Reinigungsatem oder ein Aufatmen zur Reinigung, Anregung und Erfrischung. Während der Übung durch die Nase atmen. Das reinigt, erwärmt und befeuchtet die Luft, regt die Tiefatmung an und macht wach. Nach der Übung zwei Atemphase nachatmen. Das Geübte bleibt so länger präsent. Der Trainingseffekt wird verdoppelt. Eine Atemphase besteht aus drei Teilen: Ausatmung – Atempause – Einatmung.

Die Nasenatmung reinigt, befeuchtet und erwärmt die Luft. Sie regt die Tiefatmung an

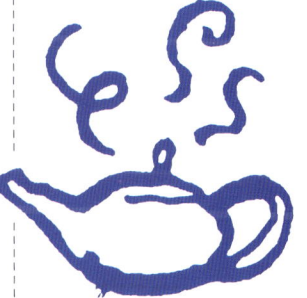

I.

DAS ERSTE DRITTEL

Durch das Bremsen
der Einatmung wird das Zwerchfell in seiner Kraft trainiert

Übung: Der Duft

Diese Übung ist die erste kleine Herausforderung für das Zwerchfell. Durch das Verschließen eines Nasenloches ist der Weg der Luft noch enger als bei normaler Nasenatmung. Der Körper bekommt seine Nahrung, d.h. den Sauerstoff in kleinerer Dosis. Das Zwerchfell wird veranlaßt, kraftvoll mitzuarbeiten. Es schwingt verstärkt in die Tiefe, damit der Lufthunger des Körpers gesättigt wird.

▷ **Position:** In aufrechter Haltung auf dem Stuhl. Beide Fußsohlen stehen stabil auf dem Boden. Eine Hand hält ein Nasenloch zu, die andere liegt am Abdomen.

▷ **Atem:** Sie beginnen die Übung mit einer Ausatmung. Für die kommende Einatmung drücken Sie mit einem Finger ein Nasenloch zu. Durch die offenen Hälfte der Nase ziehen sie nun die Luft sanft ein, etwa so, als ob Sie die Flüssigkeit eines Naseninhalators in den oberen Bereich der Nase befördern wollten. Dabei weitet sich der Abdominalbereich unter Ihrer Hand. Die Luft entweicht anschließend rasch durch den Mund.

▷ **Bewegung:** Die Atemschwingungswelle läßt das Abdomen unter Ihren Händen bei jeder Ausatmung nach außen schwingen, bei jeder Ausatmung geht er wieder zurück. Wandern Sie mit Ihrer Hand langsam über das gesamte Abdomen. Wechseln Sie jeweils nach zwei bis drei Atemphasen die Hand.

▷ **Beachten:** Atmen Sie nicht zu viel ein, sondern gerade so viel, daß Sie die Bewegung des Atems unter Ihrer Hand fühlen.

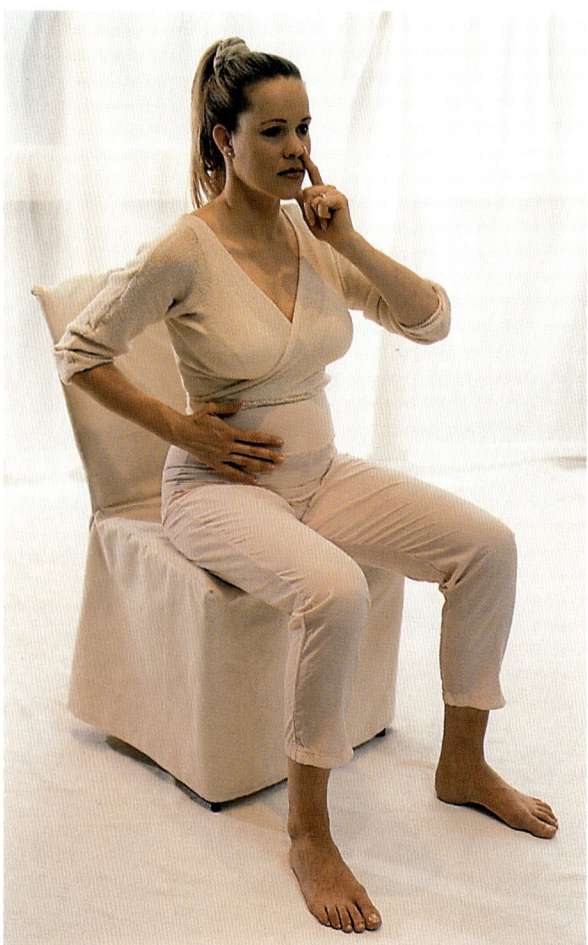

Das wiederholte In-die-Tiefe-Schwingen des Zwerchfell ist eine Vorbereitung zum »Herausatmen« des Babys.

KENNENLERNEN

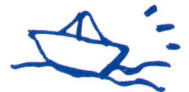

Übung: Der Königssitz

Diese besondere Sitzposition wird uns das gesamte Übungsprogramm hindurch begleiten. Ihr Vorteil liegt in der freien Aufrichtung das Oberkörpers. Das Gewicht ruht in der Körpermitte. Es wird von den größten Muskeln und Knochen getragen. Ihr Atem kann die zentrierte Position des Beckens mühelos ausbalancieren und beugt Rückenschmerzen vor.

Der Königssitz bringt das Gewicht an den rechten Ort. Er macht das Atmen mühelos

▷ **Position:** In aufrechter Sitzhaltung auf dem vorderen Drittel das Stuhles. Die Beine sind etwas breiter als hüftbreit aufgestellt. Die Fußsohlen haben festen Kontakt zum Boden. Sie sitzen auf Ihren Sitzhöckern. Sie finden diese Knochen, wenn Sie sich auf einer harten Unterlage sitzend auf dem Gesäß etwas hin und her bewegen.

▷ **Atem:** Sie lassen sich mit der Ausatmung auf Ihren Sitzhöckern nach hinten rollen. Die Einatmung bringt Sie in die Mittelposition zurück. Mit der nächsten Ausatmung rollt das Becken nach vorne, um durch die Kraft der Einatmung wieder in die Mitte zur kommen. Die Atemschwingungswelle ist dabei mehr und mehr im Becken zu spüren.

▷ **Bewegung:** Das Becken wird vor- und zurückgerollt. Beginnen Sie mit einer großen Bewegung und lassen Sie diese nach und nach kleiner werden. Zuletzt sitzen Sie in aufrecht königlicher Haltung, das Gewicht ruht im Zentrum, der Atem fließt frei bis zum Beckenboden.

▷ **Beachten:** Es ist der Einatmungs-Impuls, der die Umkehr der Bewegung auslöst.

Der Atem lernt, sich in den Rücken zu lehnen, um der Gebärmutter und ihrem wachsenden Gewicht Halt zu bieten. Denn es ist nicht der Bauch alleine, der das Baby trägt. Becken, Bauch und Rücken sind in gleichem Maße gefordert.

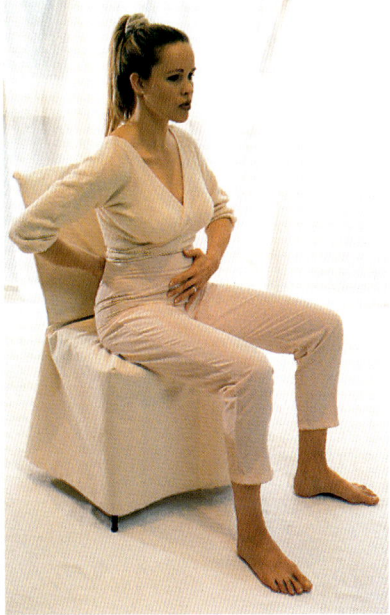

DAS BECKEN ist beweglich und zentriert. Es wird durch den Atem ausbalanciert, um in jeder Position das Gewicht des Babys zu tragen. Der Rücken reagiert darauf flexibel. Er wird durch den Atem gestärkt.

Am Ende der Übung fühlen Sie, wie jede Einatmung Sie aufrichtet

I.

DAS ERSTE DRITTEL

Die Kraft des Rückens bietet dem Gewicht des Bauches Gegenhalt

Übung: Der Kutscher

Der Atem beginnt nun allmählich seine Kraft in Richtung Rücken zu entfalten. Diese Kraft sollen Sie bei dieser Übung erleben, um Sie dann zu steigern.

▷ **Position:** Auf einem Stuhl sitzend, mit breit aufgestellten Beinen. Die Ellenbogen sind auf den Oberschenkeln abgestützt, jedoch ohne das Gewicht zu übernehmen. Dieses ruht im Zentrum (siehe »Der Königssitz«, S. 19). Die Schultern sind tief. Der Nacken ist lang.

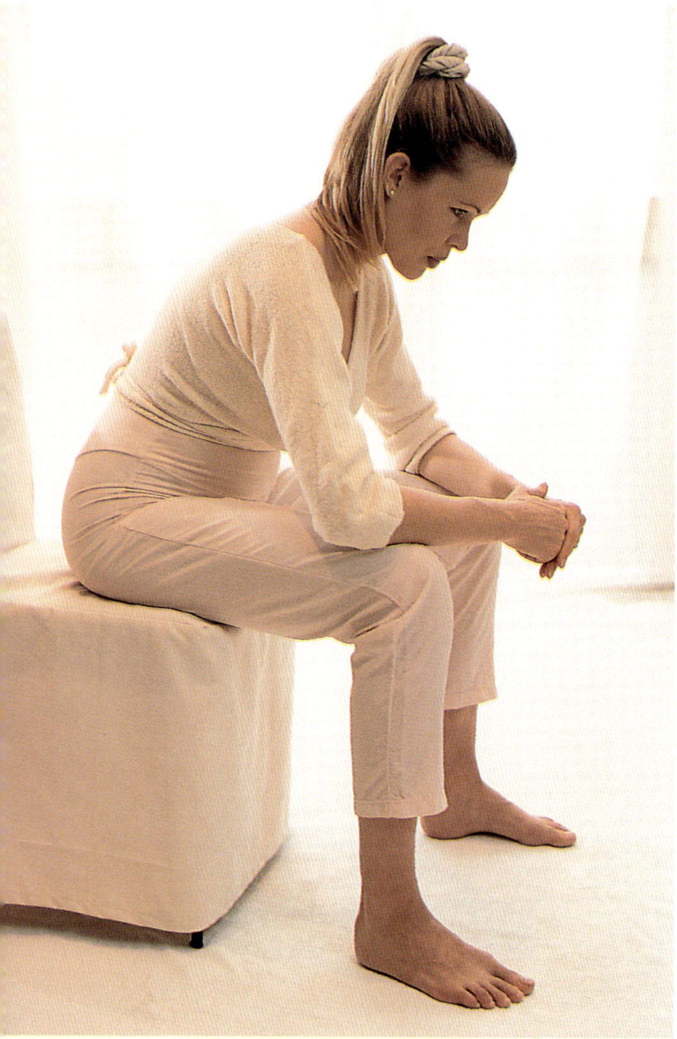

▷ **Atem:** Sie atmen zunächst in dieser entspannten Position einige Male ruhig durch. Haben Sie einen angenehmen Atemrhythmus gefunden, richten Sie sich mit der Einatmung auf. Die Ausatmung bewirkt ein leichtes Zurückpendeln in die Ausgangsposition.

▷ **Bewegung:** Der Atem setzt Sie in Bewegung. In fortgeschrittenem Übungsstadium richtet Sie jede Einatmung mehr und mehr auf. Zuletzt endet diese Aufrichtung im Königssitz. Aber lassen Sie sich damit Zeit, bis es von selbst geschieht.

▷ **Beachten:** Der Bauch arbeitet bei der Aufrichtung nicht mit. Das Einziehen des Bauches führt zu einer Einschränkung der Atmung. (Darauf werde ich im Kapitel »Anfreunden mit dem Bauch«, ab S. 40, noch näher eingehen.)

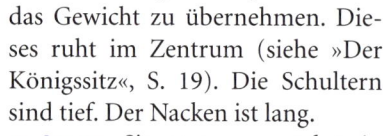

Am Ende der Übung lehnen Sie sich in aufrechter Sitzposition mit jeder Einatmung an Ihren Rücken an. Der Atem rinnt gleichzeitig die Lendenwirbelsäule entlang bis zum After. In dieser »Hängematte« des Atems ruht Ihr Baby.

KENNENLERNEN

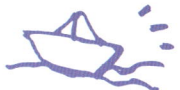

Übung: Der Ball

▷ **Position:** Zwischen Fersen und Gesäß liegt Ihr Übungskissen. So sitzen Sie auf dem Boden. Die Knie breit auseinander. Je größer der Bauch, desto breiter sind die Knie voneinander entfernt. Mit den Händen stützen Sie sich vor sich auf dem Boden ab. Dabei liegt auf den Händen aber kein Gewicht.

▷ **Atem:** Nehmen Sie einen nicht zu langsamen Atemrhythmus auf. Mit der Ausatmung lassen Sie sich auf das Kissen nieder. Atmen Sie dabei mit einem kräftigen »Puster« aus, etwa wie wenn Sie eine Kerze ausblasen. Also kräftig, aber gezielt, um kein Wachs zu verspritzen. Lassen Sie am Ende dieser Ausatmung innerlich los. Die nächste Einatmung folgt sogleich. Sie ist mühelos und hebt Sie ein wenig vom Kissen hoch.

Die elastische Spannung der Atmung verhindert Erschöpfung

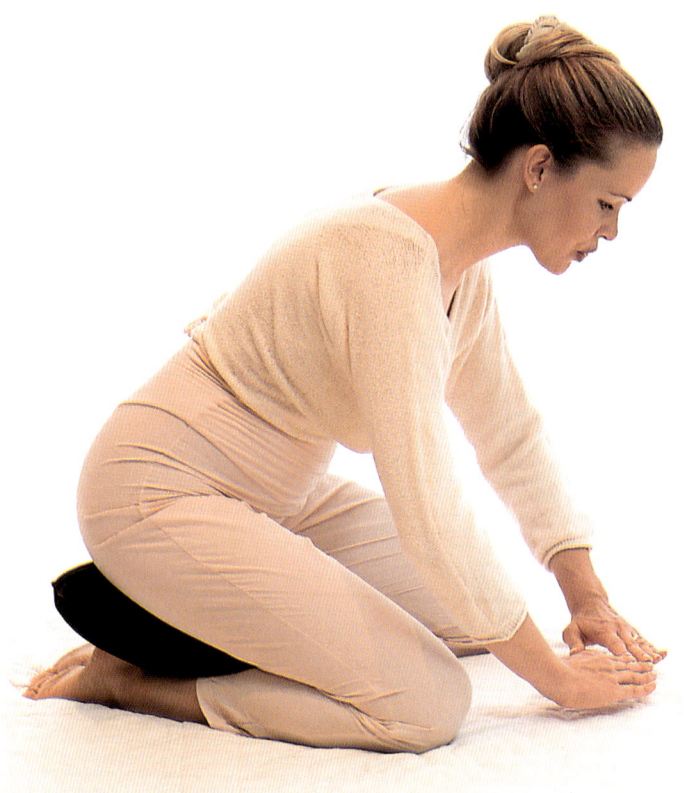

I.

DAS ERSTE DRITTEL

▷ **Bewegung:** Es ist ein Sich-in-das-Kissen-Fallenlassen. Durch die Elastizität des Kissens werden Sie getragen. Falls Sie diese Übung steigern möchten, lassen Sie sich von Ihrer gekräftigten Einatmung allmählich ohne Hilfe der Hände aufrichten. Das sollten Sie aber erst nach einigem Üben und mit guter Kondition ausprobieren.

▷ **Beachten:** Elastisch ist niemals hart. Übernehmen Sie die Spannung Ihres Kissens. Spielen Sie mit der Intensität Ihrer Atmung, indem Sie den Rhythmus des Atems variieren.

Arbeiten Sie mit diesen ersten Übungen. Wählen Sie eine Lieblingsübung und trainieren Sie diese täglich. Das wird seine Wirkung nicht verfehlen

Am Ende der Übung atmen Sie nach, indem Sie Ihren Rhythmus aus der Übung beibehalten. Sie lassen sich mit jeder Einatmung ein wenig zurückschwingen und kommen mit der Ausatmung wieder in Ihr Zentrum. Das Luftkissen gibt jedesmal weich nach, wenn Ihr Atem den Beckenboden erreicht. Sie atmen »in das Kissen hinein«.

> DIE ELASTIZITÄT DER ATMUNG garantiert Vitalität und Kraft. Die Spannkraft der Atmung muß eine elastische sein. Nur dann kann sich der Atem rasch regenerieren. Diese Regeneration geschieht in der ATEMPAUSE, einem je nach Rhythmus und Spannung der Atmung verschieden raschem Loslassen nach der Ausatmung. Nach diesem Loslassen erfolgt die Einatmung von selbst. Die gut trainierte Atemmuskulatur geht rasch in die Ausgangsspannung zurück, wodurch es zur Einatmung kommt. Ich nenne dies den »impulsiven Atemreflex«.

Die Tiefatmung

Die Lage und Funktion des Zwerchfells habe ich Ihnen bereits im ersten Abschnitt beschrieben. Diese Muskelplatte, die den Brustraum vom Bauchraum trennt, senkt sich mit jeder Einatmung und geht mit jeder Ausatmung wieder im die Ausgangslage zurück.

Die Zwerchfell- schenkel unterstützen das Zwerchfell in Volumen und Kraft der Tiefatmung

Das Zwerchfell hat bei dieser Bewegung nach unten eine muskuläre Unterstützung im Rücken: zwei Muskeln namens Zwerchfellschenkel, die den hinteren, kräftigsten Teil des Atemmuskels bei jeder Einatmung

TIEFATMUNG

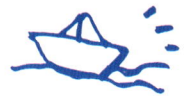

> **DIE TIEFATMUNG ENTSTEHT** durch das In-die-Tiefe-Schwingen des Zwerchfells bei jeder Einatmung. Die Atemschwingungswelle setzt sich in den Abdominalbereich bis an die Grenzen des Körpers, bis zum Beckenboden und darüber hinaus fort. Die Tiefatmung schützt Ihren Rücken vor Schäden, sie bringt das Becken in die optimale Position. Sie macht den Beckenboden elastisch. Die Tiefatmung ist in der gesamten Schwangerschaft und Geburt die Stütze Ihres Wohlbefindens.

in die Tiefe ziehen. Dieser Zug durch die Zwerchfellschenkel unterstützt das Zwerchfell bei der Tiefatmung. Er ist es auch, der verhindert, daß das Zwerchfell rasch wieder nach oben geht. Diese Eigenschaft werden wir später zum Führen des Atems und zum »Herausatmen« des Babys in der Austreibungsphase nutzen. Die Zwerchfellschenkel verlaufen vom Zwerchfellansatz im Rücken abwärts, die Lendenwirbelsäule entlang, hinter den Rückenstreckern. Sie befinden sich also an der rückwärtigen Innenwand des Abdomens. Bei jeder Einatmung bewegt sich durch den Zug der Zwerchfellschenkel die Lendenwirbelsäule leicht nach außen. Sie wird auf diese Weise entlastet. Die Bandscheiben werden »belüftet«.; dem wachsenden Bauch wird Gegenhalt geboten.

> **Die Tiefatmung stärkt** den Rücken. Sie steigert Ihr Wohlbefinden und gibt Ihnen körperliche und geistige Kraft

Die Rückenlage ist für diese Übungen, die Ihnen Flexibilität und Kraft verleihen, vorteilhaft. Folgendes sollten Sie dabei beachten: Der Rücken liegt flach auf dem Boden auf; er soll auf einer guten stabilen Unterlage ruhen. Gut geeignet ist eine Gymnastikmatte, eine mehrfach gefaltete Decke oder ein dicker Teppich. Ungeeignet ist harter, kalter Boden, eine weiche Matratze sowie das Bett. Sie sollen sich in der Rückenlage wohl fühlen. Ihre Unterlage soll Ihnen das Gefühl geben, daß Sie Ihren Rücken hineinschmiegen können. Sie können sich eventuell auch ein Kissen oder eine Nackenrolle unter den Kopf legen.

> **In bequemer Rückenlage** entspannt sich die innere Muskulatur, so daß der Atem ungehindert seinen Weg in die Tiefe findet

I.

DAS ERSTE DRITTEL

Übung: **Die Düne**

Die Düne entspannt die Lendenwirbelsäule und die Bauchdecke. Sie bereitet den Weg für die Tiefatmung

Diese Übung ist eine Grundübung für die Zeit bis zur Geburt und sollte es auch danach bleiben. Sie werden hier erleben, wie der Atem ganz von selbst seinen Weg in die Tiefe findet, sobald der Körper sich dafür öffnet. Die Lendenwirbelsäule wird entspannt, die Bauchdecke von zuviel Halt befreit. Das Becken kommt in die richtige Position.

▷ **Position:** Legen Sie sich auf den Rücken und stellen Sie die Füße auf dem Boden ab. Dabei hat die ganze Fußsohle Kontakt mit dem Boden. Legen Sie beide Hände auf die Bauchdecke.
▷ **Atem:** Nehmen Sie Ihren Atemrhythmus auf und fühlen Sie, wie sich bei jeder Ausatmung die Bauchdecke unter Ihren Händen senkt. Verweilen Sie etwa fünf Atemphasen in dieser Stellung. Lösen Sie dann die Hände von der Bauchdecke. Lassen Sie während der nächsten Ausatmungen mit der Bauchdecke auch die Lendenwirbelsäule zu Boden sinken. Fühlen Sie, wie sich Ihre Lendenwirbelsäule bei jeder Ausatmung dem Boden weiter nähert.
▷ **Bewegung:** Die Lendenwirbelsäule sinkt mit jeder Ausatmung zu Boden. Die Bauchdecke folgt passiv nach.
▷ **Beachten:** Lassen Sie den Atem und die Schwerkraft die Arbeit tun. Helfen Sie keinesfalls durch Einziehen der Bauchdecke nach.

Nach der Übung genießen Sie einige Atemphasen lang das weiche In-die-Tiefe-Schwingen der Atmung. Die Lendenwirbelsäule hat guten Kontakt mit dem Boden. Der Bauch ist entspannt.

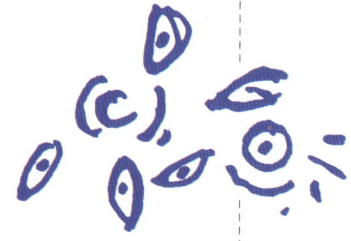

TIEFATMUNG

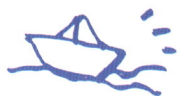

Übung: Die Seerose

Einer Seerose gleich öffnet sich in dieser Übung der Beckenboden. Die Vagina entfaltet mit jeder Einatmung ihre Blüte. Durch die leichte Dehnung der Lendenwirbelsäule wird diese flexibel. Der Atem wird dazu angeregt, in die Tiefe zu gehen.

▷ **Position:** In Rückenlage ziehen Sie beide Beine an und fassen diese mit den Händen. Die Beine sind weit gespreizt, der Beckenboden geöffnet.

▷ **Atem:** Nehmen Sie Ihren Atemrhythmus auf. Dieser ist von Beginn an ruhig fließend. Zunächst lassen Sie mit jeder Ausatmung Lendenwirbelsäule und Bauchdecke sinken, wie in der Übung »Die Düne«. Sobald Sie fühlen, wie der Atem weich in das Abdomen fließt, ziehen Sie mit der Ausatmung die Beine etwas zu sich. Sie lassen sich in die Atempause gleiten und lösen mit der Einatmung den leichten Zug der Arme. Die Atmung strömt den Rücken entlang in die Tiefe. Die Einatmung öffnet den Beckenboden. Die Vagina »erblüht«, der Damm wird weich.

▷ **Bewegung:** Durch das Anziehen der Beine wird die Rückenmuskulatur gedehnt. Im speziellen der Bereich der Lendenwirbelsäule kommt durch die Dehnung näher zum Boden. Das Anziehen der Beine wird nach und nach verstärkt. Dabei wird die Ausatmung länger, die Wirbelsäule mehr gedehnt.

▷ **Beachten:** Atem und Bewegung sind in stetigem ruhigem Fluß.

Am Ende der Übung legen Sie die Arme seitlich ab. Lassen Sie die Beine angezogen und fühlen Sie im »Nachatmen«, wie Ihre Atmung den Rücken weich von innen heraus weitet. Nach der Übung fühlen Sie sich ruhig und offen. Der Atem fließt noch einige Zeit im selben Rhythmus weiter. Als Position danach eignet sich »die Düne« gut.

»Die Seerose« öffnet den Beckenboden und dehnt die Lendenwirbelsäule

Ihr Atem wird vorbereitet für die Öffnung bei der Geburt

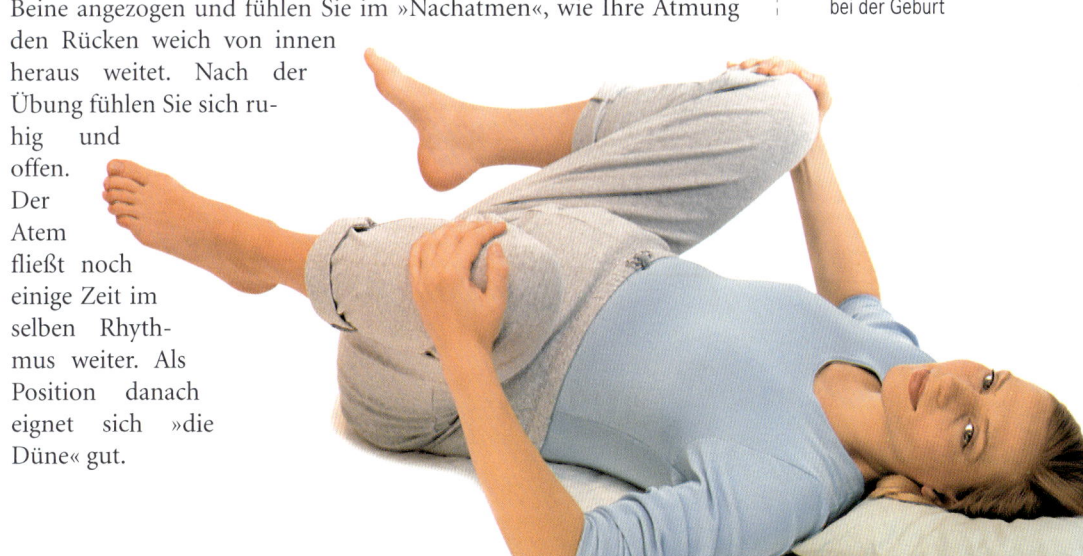

I.

DAS ERSTE DRITTEL

Übung: Die Sonnenuhr

Die Sonnenuhr kräftigt nach der Öffnung des Beckenbodens

Durch die kräftige Atmung im Rücken findet der wachsende Bauch Gegenhalt

Die Sonnenuhr ist eine Fortsetzung der Übung »die Seerose«. Es ist daher zu empfehlen, daß Sie sich zunächst mit dieser vertraut machen. Anschließend gewinnen Sie die Stabilität des tiefen Atems mit der Sonnenuhr, bei der Ihr Bein als Zeiger dient.

▷ **Position:** Wie bei der »Seerose« beschrieben. Dann wird ein Bein in die Luft gestreckt, und Sie fassen es mit einer Hand hinter dem Knie.

▷ **Atem:** Sie beginnen wie in der »Seerose« mit einer ruhigen, gleichmäßig fließenden Atmung. Jeweils ausatmend ziehen Sie die Beine zu sich. Nun strecken Sie einatmend ein Bein in die Luft. Ausatmend ziehen Sie es wieder zu sich. Sobald Sie sich dabei gut fühlen, lassen Sie

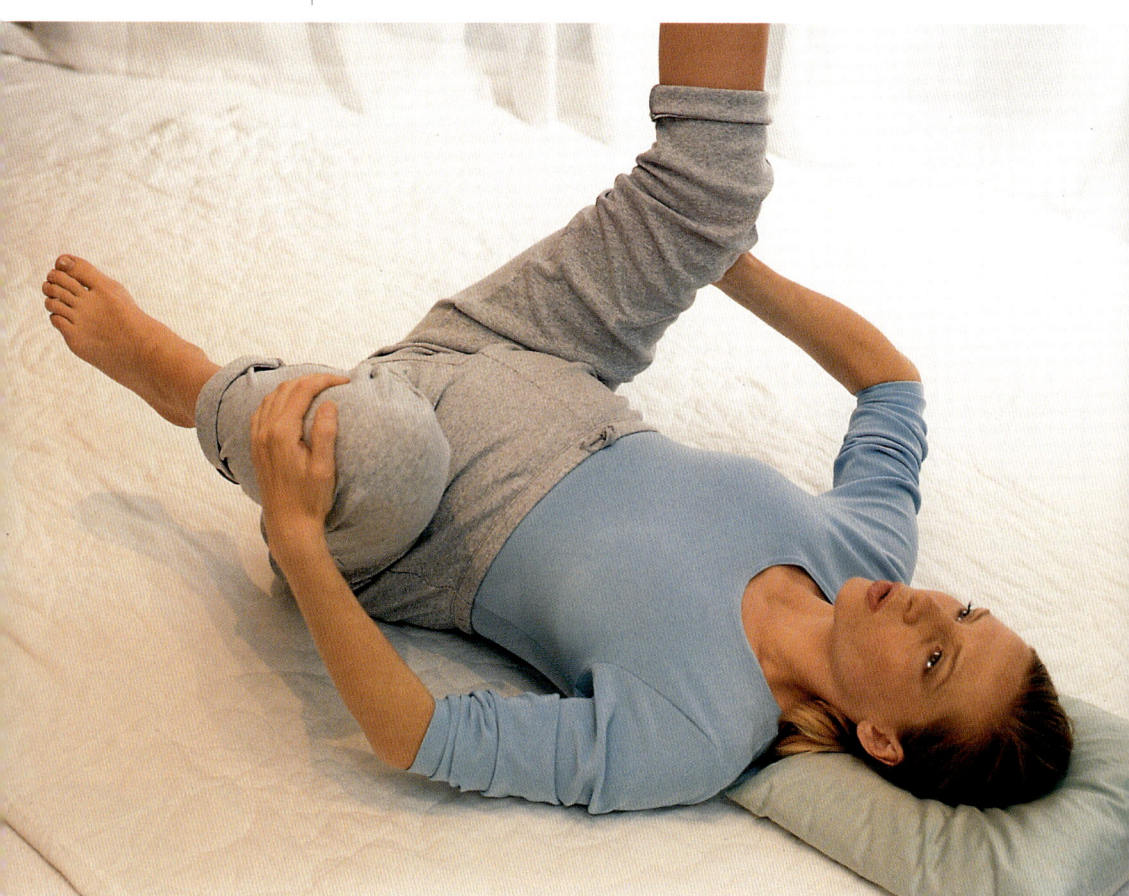

TIEFATMUNG

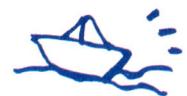

das Bein einige Atemphasen lang gestreckt in der Luft. Dabei fließt Ihr Atem den Rücken entlang in das Bein hinein. Zur Steigerung fassen Sie nach einiger Zeit das gestreckte Bein hinter dem Knie und ziehen es jeweils ausatmend zu sich. Dabei wird das kraftvolle Nach-unten-Ziehen des Zwerchfells während der Ausatmung geschult.

▷ **Bewegung:** Das Heranziehen der Beine in gebeugter sowie in gestreckter Position erfolgt mit Hilfe der Hände. Dabei gehen die Ellenbogen nach außen. Der untere Rücken dehnt sich.

▷ **Beachten:** Der Atem stoppt niemals. Achten Sie auf entspannte Schultern beim Anziehen der Beine. Zur weiteren Steigerung legen Sie beide Arme neben sich ab. Sie üben nun ohne Hilfe der Hände.

Am Ende der Übung genießen Sie die bessere Auflage des Rückens, die gehobene Aktivität der Bauchdecke. Nach einigen Wiederholungen werden Sie merken, daß Ihr Atem kräftiger in die Tiefe zieht.

Im Bereich der Lendenwirbelsäule wird der Rücken im Laufe der Schwangerschaft sehr großer Beanspruchung ausgesetzt sein; er muß dem wachsenden Bauch Gegenhalt bieten. Andernfalls würde das Gewicht des Bauches den Körper zunehmend nach vorne ziehen und die Lendenwirbelsäule über Gebühr nach vorne krümmen. Diese Position ist es, die bei wachsendem Leibesumfang den Rücken ermüdet. Dem können Sie mit gezielten Atemübungen vorbeugen.

> **Ein extremes Hohlkreuz** kann zum Verrutschen einer Bandscheibe führen

TRAGEN SIE IHR BABY von Anfang an nicht nur im Bauch, sondern stellen Sie sich vielmehr vor, daß Ihr heranwachsendes Kind in der großen starken Schale des Beckens ruht. Das Gewicht verteilt sich auf Becken, Rücken und Bauch.

Ihr Rücken verdient besondere Pflege. Er hat jetzt nicht nur viel Gewicht zu tragen, sondern er muß auch beim Geburtsvorgang selbst im wahrsten Sinne des Wortes kräftig mitarbeiten. Nach der Niederkunft ist er nicht entbunden von seiner Aufgabe, schwer zu tragen. Sie werden Ihr Baby stillen, im Arm halten und herumtragen. So beglückend das ist – es braucht viel Kraft. Die holen Sie ökonomischer Weise aus dem Rücken, aus der in diesem Bereich in die Tiefe ziehenden Kraft der Atmung.

> **Kraft ist immer elastisch.** Nur dann kann sie sich ständig erneuern

I.

DAS ERSTE DRITTEL

Übung: Der Schwamm

Der Atem wird auch in der Anstrengung niemals angehalten

Ihr Rücken muß für die Schwangerschaft nicht nur kräftig sein, sondern auch stabil und flexibel. Seine Beweglichkeit muß sich den Veränderungen Ihres Körpers anpassen. In dieser Übung gilt Ihre Konzentration dem weichen, gleichmäßigen Atemfluß, der Sie beim Abrollen der Wirbelsäule begleitet. Die Kraft des Atems ist es dann, die Ihren Oberkörper Stück für Stück wieder hochrollt.

▷ **Position:** Sie beginnen im Königssitz (siehe S. 19). Die Beine sind jedoch sehr weit gespreizt. Aus dieser Position rollen Sie langsam den Oberkörper nach unten ab. Sie können dabei die Finger im Nacken verschränken; das bietet die Möglichkeit, durch leichtes Ziehen die Dehnung zu verstärken.

Das Training der Tief- atmung im Bereich der Lendenwirbelsäule sollte während der Schwangerschaft kontinuierlich und regelmäßig gemacht werden

▷ **Atem:** Der Atem fließt in gleichmäßig ruhigem Rhythmus. Jeweils mit der Ausatmung rollen Sie den Oberkörper nach unten. Während der Einatmung bleiben Sie in der Position, die Sie erreicht haben. Wenn der Oberkörper zur Gänze abgerollt ist, verweilen Sie zwei Atemphasen lang in dieser entspannten Position. Dann rollen Sie auf dieselbe langsame Weise, Ihrem Atemrhythmus entsprechend, wieder hoch.

▷ **Bewegung:** Sie rollen die Wirbelsäule vom Nacken bis zum Steißbein ab. Stellen Sie sich vor, einen Schwamm zu biegen, um das Wasser herauszudrücken: in einer gleichmäßigen weichen Bewegung. Es wird anfangs Bereiche geben, in denen Sie etwas schwerer rollen können. Verharren Sie hier für einige Atemphasen, bis Sie die Stellen im Rücken mit Hilfe Ihres Atems gelockert haben. Erst dann rollen Sie weiter ab.

▷ **Beachten:** Die Übung ist eine starke Anregung für Ihren Kreislauf. Sie eignet sich also hervorragend, um sanft wach zu werden.

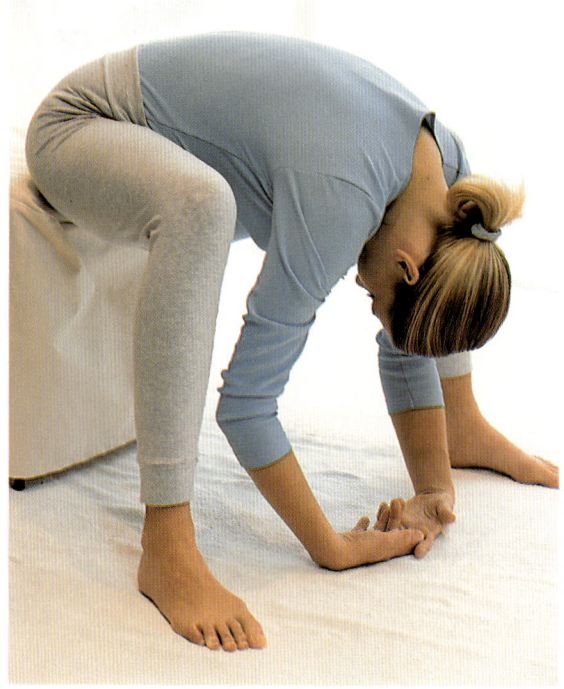

Am Ende der Übung strömt der Atem durch die Nase weiter über den Nacken die ganze Wirbelsäule entlang bis zum Steißbein. Sie ruhen einige Zeit im Königssitz.

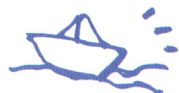

TIEFATMUNG

Übung: **Der Pfeil**

Diese Fortsetzung und Steigerung der Übung »der Schwamm« stabilisiert den Atem auf der Grundlage Ihrer bisherigen Erfahrungen. Sie stärkt Ihren Rücken und verbessert Ihr Allgemeinbefinden.

▷ **Position:** Sie beginnen wie in der Übung »der Schwamm«. In der zweiten Phase, nämlich beim Wiederhochrollen, strecken Sie Ihren Oberkörper nach vorne.

▷ **Atem:** Wie in »der Schwamm« beschrieben. Die Streckung des Oberkörpers erfolgt beim Ausatmen. Um die Übung zu steigern, verweilen Sie einige Atemphasen in der Streckung, allerdings nur so lange, wie Sie Ihren Atem entlang der Wirbelsäule bis zum Beckenboden fühlen können.

▷ **Bewegung:** Die Bewegung ist fließend: abrollen – ruhen – zur Hälfte hochrollen – strecken – zur Gänze hochrollen.

▷ **Beachten:** Der Atem behält auch in der Streckung seinen Rhythmus. Diese Übung ist zwar anstrengend, soll jedoch immer angenehm bleiben.

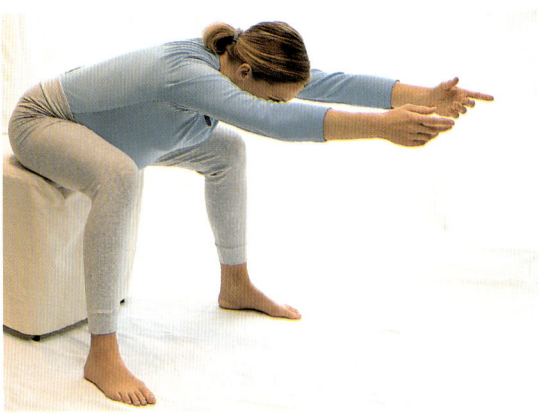

Der Atem findet seinen inneren Halt im Rücken

Am Ende dieser Übung lassen Sie mit jeder Ausatmung Ihr Gewicht auf die Sitzfläche Ihres Stuhles sinken. Fühlen Sie in aufrechter Sitzposition des Königssitzes, wie der Atem dem Rücken inneren Halt gibt.

Versuchen Sie nicht, eine erlernte Position festzuhalten. Üben Sie kontinuierlich und erinnern Sie sich an das dabei erfahrene Atemgefühl

> DIE KRAFT DES ATEMS wird in kontinuierlicher Weise geschult. Dabei ist es wichtig, die Fähigkeiten allmählich zu aufzubauen. Fordern Sie sich jeweils ein wenig mehr, jedoch immer in Maßen. Ihr Atem zeigt Ihnen die Grenze. Solange er sich wohl fühlt, fließt er in gleichmäßigem Rhythmus in die Tiefe. Jede Überforderung zeigt er durch Einschränkung von Form und Volumen. Ist der Atem beim Training überfordert, wird seine Kraft nicht gestärkt, sondern im Gegenteil geschwächt.

I.

DAS ERSTE DRITTEL

Übung: Die Hängematte

In der folgenden Übung wird die Atmung über den Rücken bis tief ins Becken geführt. Die Zwerchfellschenkel werden angeregt zu kräftiger elastischer Tätigkeit. Rücken und Becken lernen, das Baby mit vereinten Kräften zu tragen.

▷ **Position:** Die Ausgangsstellung ist »die Düne« (siehe S. 24). Von hier aus rollen Sie langsam hoch.

▷ **Atem:** Nehmen Sie einen ruhigen Atemrhythmus mit einer angenehm langen Atempause nach der Ausatmung auf. Wie in der Übung »die Düne« lassen Sie Ihre Lendenwirbelsäule sowie die Bauchdecke sinken. Allmählich beginnen Sie vom Steißbein aus das Becken hochzurollen. Diese zunächst kleine Bewegung machen Sie jeweils während einer Ausatmung, d. h., Sie rollen nur in der Ausatmung hoch. In der Atempause bleiben Sie in der erreichten Position und kommen mit der Einatmung wieder zu Boden. Mit jeder Ausatmung rollen Sie etwas weiter hoch. Der Atemrhythmus wird dabei langsamer. Ihr Atem lernt, seine Kräfte länger in der Tiefe zu halten. Zur Steigerung der Übung bleiben Sie in der erreichten oberen Position und atmen hier einige Male in langsamem Rhythmus.

▷ **Bewegung:** Hochrollen vom Steißbein bis zum Ende der Lendenwirbelsäule. Zurück auf den Boden gleiten. Jeweils Wirbel für Wirbel in gleichmäßiger Führung von Atem und Bewegung abrollen.

▷ **Beachten:** Erzeugen Sie in Ihrem Inneren ein weiches, anschmiegendes Gefühl, wie bei einer Hängematte. Die Stabilität entsteht von selbst. Bleiben Sie weich und unverkrampft, so daß Sie die Atemschwingungswelle immer bis zum Beckenboden fühlen.

Stellen Sie sich diese innere Hängematte, in der Ihr Kind ruht, vor. Verfolgen Sie im Bewußtsein, wie Ihr Atem die Muskelstränge entlanggleitet und Ihr Kind einbettet

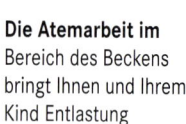

Die Atemarbeit im Bereich des Beckens bringt Ihnen und Ihrem Kind Entlastung

DAS BECKEN muß als Hauptträger der wachsenden Last in die richtige Position gebracht werden. Das äußere wie innere Training des Beckens in bezug auf Beweglichkeit, Öffnung und Kraft verhindert das Nach-vorne-Kippen des Bauches bei zunehmendem Gewicht. Bei der Geburt ermöglicht das innerlich und äußerlich gut vorbereitete Becken dem Kind einen sanften Weg ans Licht der Welt.

TIEFATMUNG

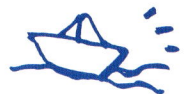

Am Ende der Übung ruhen Sie in Rückenlage und lassen den Atem an den Körperwände entlang in das Becken rinnen, wo der warme Atemstrom deutlich fühlbar ist. Durch regelmäßiges Üben wird dieser Atemstrom wärmer und breiter. – Aber lassen Sie sich von dieser Erfahrung überraschen.

Übung: Der Tisch

In dieser Übung, die zur Kräftigung und Stabilisierung Ihrer Atmung in Rücken und Becken dient, lernt der Atem in der Ausatmung den Körper in äußerer Kraft zu halten. Auf diese Weise können Sie, auch wenn Sie einmal müde sind, Haltung bewahren. Ein Verfall der Haltung bedeutet für den Organismus immer Anstrengung und Reduktion der Atmung – insbesondere bei zunehmendem Körpergewicht.

An einen von der Atemmuskulatur gestärkten Rücken können Sie sich anlehnen wie an eine Rückenlehne

▷ **Position:** Legen Sie die Unterarme auf einer Fläche in der Höhe Ihres Beckens ab. Der Rücken bildet eine gerade Fläche, einem Tisch eben.

▷ **Atem:** In dieser geraden Position des Oberkörpers lassen Sie mit jeder Einatmung eine leichte Rundung im Rücken entstehen. Diese geht vom Becken aus nach oben, die Lendenwirbelsäule entlang. In der Ausatmung strecken Sie den Rücken wieder. Zwischendurch bleiben Sie zur Erholung in gerader Position und lösen mit jeder Ausatmung alle inneren Spannungen.

▷ **Bewegung:** Der Rücken wird einatmend rund, ausatmend flach. Die im Becken beginnende Bewegung ist klein und kontinuierlich.

▷ **Beachten:** Trotz der äußeren Spannung ist der Atem in weichem Fluß. Er stoppt niemals. Das Gewicht ruht in der Körpermitte.

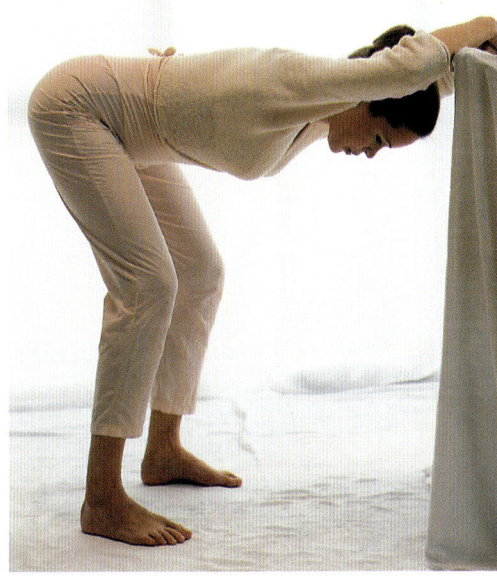

Am Ende der Übung richten Sie sich langsam auf. Lassen Sie Ihren Atem weiterhin kräftig ins Becken fließen. Das Becken ist beweglich, so daß es mit Hilfe des Atems seine zentrale Position finden kann. In dieser kann es auch im Stehen ohne Anstrengung das Gewicht tragen. Beachten Sie, wie sich das Becken mit jedem Atemzug leicht bewegt. Niemals erstarrt es. Diese sich ständig verändernde Haltung nenne ich das »labile Gleichgewicht«.

Richtig atmen **31**

I.

DAS ERSTE DRITTEL

Übung: **Die Blüte**

In dieser Übung wird die innere Beckenmuskulatur zur elastischen Spannung geführt, um auf die ständige Veränderung im Inneren des Beckens reagieren zu können. Hinzu kommt die Aktivierung des Hüftgelenkes. Dieses muß für die Geburt sehr mobil sein, um dem austretenden Kind auszuweichen. Gleichzeitig kann sich der Beckenboden öffnen. Die Atemschwingungswelle findet ungehindert den Weg zu Scheide und Damm. Der Atem kann in dieser Übung den Beckenboden öffnen und stärken.

Die Atemschwingungswelle öffnet die Vagina und macht den Damm weich

Die richtige Position des Beckens schafft dem Baby mehr Raum

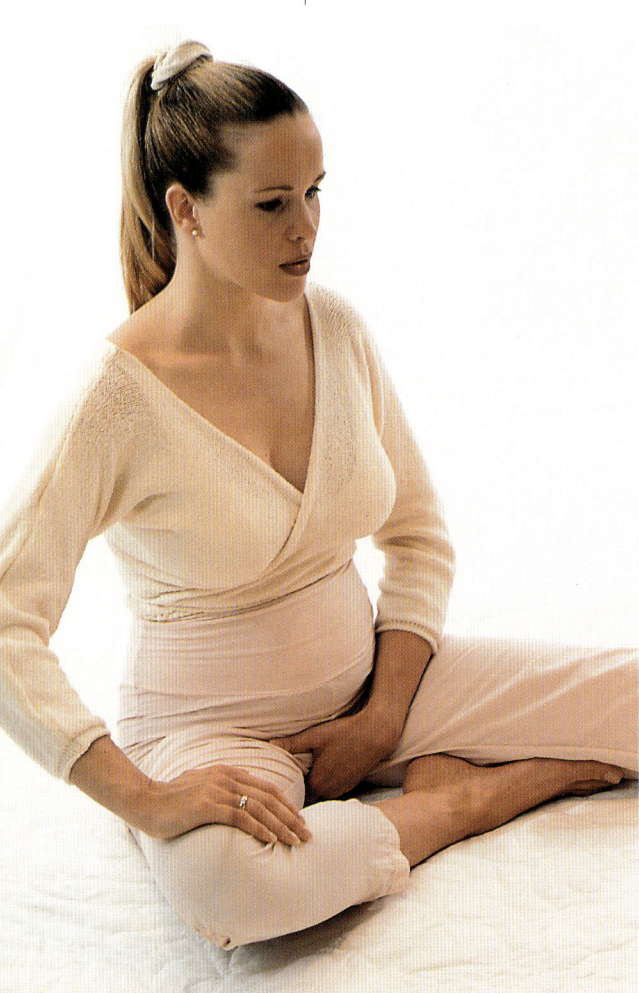

▷ **Position:** Auf dem Boden sitzend, mit geradem Rücken. Rechtes Bein bequem seitlich abgelegt, linkes Bein ausgedreht. Linke Hand auf linkem Knie, rechte Hand auf dem Beckenboden.

▷ **Atem:** Jede Einatmung gelangt mit ihrer Atemschwingungswelle bis zum Beckenboden. Einatmend wird das Becken geweitet, der Beckenboden weich. Mit der Ausatmung behalten Sie diese Öffnung bei. Damit dies deutlich zu fühlen ist, ziehen Sie einige Male den Beckenboden mit der Ausatmung nach innen und oben, so als ob Sie den Harndrang zurückhalten wollten oder – noch besser – als ob Sie mit der Vagina den Penis Ihres Partners fest umklammern. Das stärkt den Beckenboden fördert die Durchblutung, und Sie werden merken, wie dieses Einziehen und wieder Loslassen des Beckenboden den Atem sofort nach unten zieht. Die darauf folgende Einatmung schwingt noch besser zum Beckenboden und öffnet diesen. Üben Sie jedoch in der Folge, den Beckenboden während der Ausatmung weich und offen zu halten. Denn während der Geburt darf er sich nicht verschließen.

FÜHREN DES ATEMS

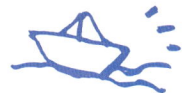

▷ **Bewegung:** Der Beckenboden öffnet sich mit jeder Einatmung. Das Knie nähert sich mit jeder Ausatmung weiter dem Boden.
▷ **Beachten:** Lassen Sie Ihr Gewicht auf den Sitzhöckern ruhen. Der Rücken bleibt während der Übung gerade. Sollte Ihnen dies schwerfallen, suchen Sie sich etwas zum Anlehnen.

Am Ende dieser Übung bleiben Sie eine Weile mit breit aufgestellten Beinen sitzen. Jede Einatmung weitet das Becken. In der Ausatmung ziehen Sie zunächst den Beckenboden nach innen. Nach etwa drei bis fünf Atemphasen versuchen Sie, den Beckenboden während der Ausatmung geöffnet zu lassen.

Der innere Teil des Beckens besteht aus der Fortsetzung der Zwerchfellschenkel, welche in die innere Beckenmuskulatur (ventrale Hüftmuskulatur) münden. Diese durchläuft den Leib parallel zum Zwerchfell unterhalb der Gebärmutter. In diese Muskelstränge ist der heranwachsende Embryo eingebettet wie in eine Hängematte. Diese ist, wie bereits beschrieben, mit dem Zwerchfell am hinteren Ansatz verbunden. Dem wachsenden Volumen muß diese Muskulatur einerseits nachgeben, andererseits Halt bieten. Das heißt, sie muß in elastischer Kraft trainiert werden. Dann kann sie in der Austreibungsphase die natürlichen Kontraktionen der Gebärmutter unterstützen. Sie hilft mit, daß das Zwerchfell kräftig in die Tiefe zieht und so mit Unterstützung Ihres Atems Ihr Baby mit weniger Anstrengung und geringeren Schmerzen auf die Welt kommt.

Das Führen des Atems

Wie das gesamte Atemtraining ist auch das Führen des Atems ein Balance-Akt zwischen Tun und Lassen. Sie führen den Atem und lassen sich von ihm führen, indem Sie auf ihn horchen. Den Atem führen heißt, die Luft dosieren. Dieses Dosieren ist die Anpassung der inneren Spannung an eine bestimmte Situation. Es hält die Atemmuskulatur in Aktivität oder Entspannung. Sie können, um höchste Spannung zu erzeugen, den Atem anhalten oder ihn ganz loslassen, um sich zu entspannen. Durch die Atemführung wird es Ihnen möglich, jede beliebige Spannung zwischen diesen Extremen zu erzeugen.

Sänger, Schauspieler und gut geschulte Redner machen sich diese Möglichkeit zunutze, um einen bestimmten Ton zu erzeugen, zur Gestaltung Ihres Ausdrucks, um das Publikum »in Atem zu halten«.

Jede Einatmung öffnet den Beckenboden. In der Ausatmung bleibt dieser offen, um dem Kind während der Geburt den Weg frei zu halten

Sie lernen den Beckenboden zu öffnen, damit er für die weite Öffnung bei der Geburt bereit ist

Das Führen des Atems ist ein Mittelding zwischen Tun und Lassen

Richtig atmen **33**

I.

DAS ERSTE DRITTEL

Dank der Atemführung können Sie Spannung oder Entspannung bewußt erzeugen

IM ATEMTRAINING ZUR GEBURTSVORBEREITUNG
hilft uns das Führen des Atems auf verschiedene Weise. Sie können den Atem in der Einatmungsphase in die verschiedenen Atemräume Ihres Körpers lenken: zur Belebung, zur inneren Massage, zur Kontaktaufnahme mit Ihrem Kind. In der Ausatmung erhält der geführte Atem den erhöhten Tonus der Atemmuskulatur aufrecht. Das Zwerchfell geht weniger rasch in seine Ausgangslage zurück. Dieses langsame, geführte Ausatmen bewirkt, daß die Kraft des Atems nicht »verpufft«, sondern Ihnen während der Schwangerschaft und während des Geburtsvorganges zur Verfügung steht. Mit Hilfe dieser Kraft werden Sie Ihr Baby schließlich »herausatmen«.

Übung: Der Kuß

Das Führen des Atems in der Ausatmung geschieht zunächst durch ein leichtes Bremsen des Luftstromes mit Hilfe eines Konsonanten. Gut geeignet sind dafür sind: »s«, »sch« und »f«.

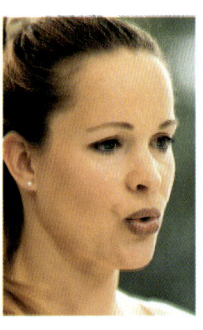

Die leicht nach vorne geschobenen Lippen helfen, die Luft zu dosieren. Ein zu rasches Steigen des Zwerchfells wird verhindert

▷ **Position:** Königssitz (siehe S. 19). Lassen Sie bei breit aufgestellten Beinen die Unterarme ruhig auf den Oberschenkeln ruhen.
▷ **Atem:** Nehmen Sie Ihren Atemrhythmus auf. Schieben Sie die Lippen vor, als ob Sie pfeifen oder ein deutliches »u« aussprechen wollten. Nun lassen Sie bei jeder Ausatmung die Luft mit Hilfe des Konsonanten geführt zwischen den Lippen durchstreichen. Gegen Ende der Ausatmung lösen Sie den Atem, um den Rest der Luft loszulassen, und lassen sich in die Atempause fallen. Die nächste Einatmung geschieht von alleine.
▷ **Bewegung:** Bei jeder Ausatmung pendeln Sie leicht nach vorn. Die Einatmung holt Sie wieder ins Zentrum zurück.
▷ **Beachten:** Bleiben Sie in Ihrem Atemrhythmus. Die Länge der Ausatmung wird von diesem bestimmt. Versuchen Sie nicht, irgend etwas zu erreichen. Schieben Sie nicht nach! Das Loslassen der Spannung geschieht innerlich. Ihre Sitzposition bleibt immer »königlich«.

FÜHREN DES ATEMS

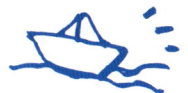

Die Luft zu dosieren, wird Ihnen bald immer besser gelingen. Genießen Sie dieses »Spiel mit der inneren Spannung«, mit dessen Hilfe Sie sich besser und gezielter entspannen können. Dank der Dosierung des Atems kommen Sie auch bei Ermüdung oder Erschöpfung auf sanfte Weise wieder in Schwung.

Das Dosieren der Luft ist ein rhythmischer Wechsel zwischen Aktivität und Passivität

Übung: Die Gummiwand

In dieser Übung helfen Sie der inneren Spannung durch eine imaginäre Gummiwand, die Sie umgibt. Diese elastische Wand verdeutlicht den Vorgang der inneren Spannungsveränderung.

▷ **Position:** Sie stehen mit locker gegrätschten Beinen und leicht gebeugten Knien. Die Handflächen sind nach unten beziehungsweise nach außen gewandt.
▷ **Atem:** In der Ausatmung drängen die Hände vom Körper weg. Der Atem erhöht dabei seine Spannkraft während der Ausatmung. In der Einatmung erfolgt nur ein kurzes Lösen des Atems sowie der Spannung der Hände. Die Einatmung kommt rasch von selbst (siehe Übung »der Ball« auf S. 21). Der Atem reagiert dabei wie eine Gummiwand: Sobald Sie loslassen, kehrt er in seine Ausgangslage zurück.
▷ **Bewegung:** Die Handflächen drängen während der Ausatmung vom Zwerchfellrand ausgehend nach unten, als ob sie gegen eine elastische Wand drücken würden. Sie führen den Atem in die Tiefe – auch seitlich, diagonal, jedoch niemals höher als auf Höhe des Zwerchfells.
▷ **Beachten:** Auch bei so spannungsreicher Atemführung gibt es zwischen Ausatmung und Einatmung eine kurze Ruhepause. Sie finden diese leicht, wenn Sie die Übung langsam beginnen und erst dann das Tempo mäßig steigern.

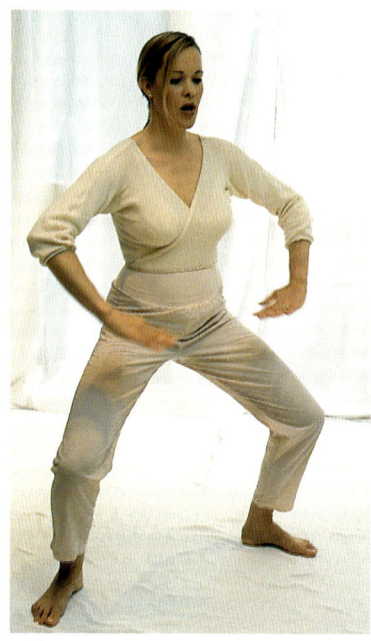

DAS »WEGATMEN« VON SCHMERZEN ermöglicht der geführte Atem. Er läßt Sie Ihre Kraft entfalten. Er setzt Ihre vitalen Reserven frei. Das Führen des Atems können Sie immer und überall üben. Sie brauchen sich nur an diese Übung zu erinnern.

Das Halten der elastischen Spannung in der Ein- und Ausatmung macht das Zwerchfell bereit für rasche Reaktionen

Richtig atmen **35**

I.

DAS ERSTE DRITTEL

Übung: Der Wind

In der folgenden Übung erfährt der Atem eine Herausforderung in Sachen Kraft und Ausdauer. Gleichzeitig wird die innere und äußere Hüftmuskulatur gekräftigt. Dabei kommen Rücken und Bauch nicht zu kurz, damit Sie weiter Kraft aufbauen, um das Baby gut tragen zu können.

Nach dieser Übung ist die Atmung deutlich tief im Becken zu fühlen. Bei jeder Ausatmung stellt sich nach einiger Übung automatisch ein Gegenzug vom Beckenboden bis in den Nacken ein

▷ **Position:** Königssitz (siehe S. 19). Beine etwas breiter als hüftbreit aufgestellt. Den linken Zeigefinger halten Sie vor Ihren Mund.

▷ **Atem:** Mit der Ausatmung blasen Sie den Finger quasi vom Mund fort. Lassen Sie zu, daß sich der Finger in der Tat etwas entfernt. So spüren Sie den Erfolg der Atmung. Die Einatmung kommt mit dem »impulsiven Reflex« von selbst. Sobald Sie die Kraft Ihrer Ausatmung deutlich fühlen, steigern Sie die Herausforderung, indem Sie mit der Ausatmung ein Bein anheben. Sie können den Schwierigkeitsgrad nach Belieben steigern, indem Sie das Bein immer höher heben. Desto kräftiger muß nämlich Ihr Atem arbeiten. Das ist, als ob der Wind immer stärker blasen würde.

▷ **Bewegung:** In der Ausatmung wird der Finger vom Mund weggeblasen. Gleichzeitig heben Sie ein Bein an.

▷ **Beachten:** Die Bauch- und Hüftmuskulatur wird durch das Anheben des Beins trainiert.

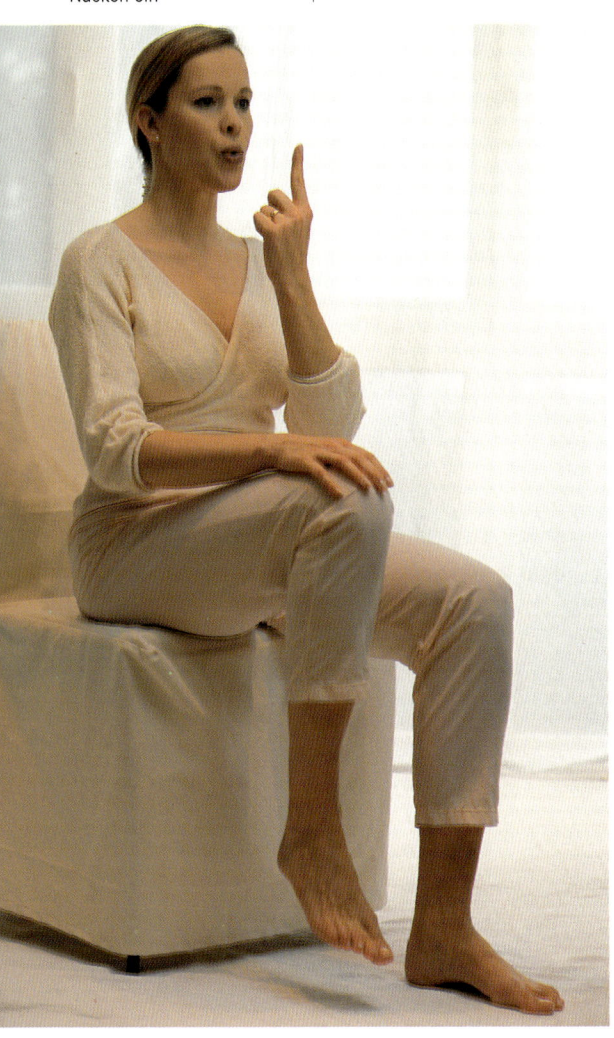

Das Führen der Atems in der Einatmung ist ein sanftes Hinlenken des Atems in bestimmte Körperregionen. Dabei strömt ein feiner, stets durch die Nase fließender Luftstrom in die Räume des Körpers, die Sie »beatmen« wollen. Die Vorteile dieser dosierten Einatmung sind: Sie können Ihren Atem in die Tiefe lenken, können Regionen des Körpers er-

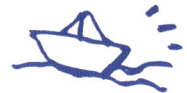

FÜHREN DES ATEMS

wärmen, beleben, Sie können sich an Ihren Atem »anlehnen«. In der Geburtsvorbereitung nimmt dieses Führen einen besonderen Platz ein. Sie können auf diese Weise mit Ihrem Kind in Kontakt treten, und Sie können den Schmerz wegatmen. (Mehr dazu in Kapitel IV beim Thema »Atmung während der Wehen«, ab S. 80.)

> GANZ VON SELBST reicht die geführte Einatmung besser in die Tiefe. Voraussetzung dafür ist, daß sich dem Atem keine Muskel- oder Knochenwiderstände entgegenstellen. Das heißt, der Körper muß durch die vorangegangenen Übungen schon offen und flexibel sein. So kann der Atem mühelos dem Weg folgen, den Sie ihn führen – und Sie können seine Wirkung genießen.

Das Führen des Atems ist Genuß am Kontakt mit sich selbst

Atemarbeit hat viel mit Genuß zu tun. Der Atem setzt Ihre inneren Kräfte frei, deren Erwachen Sie bewußt fühlen können. Der Atem öffnet Sie für mehr Lust an der Sexualität. Durch den Atem können Sie von Anfang an den Kontakt zu Ihrem Kind herstellen. Der Atem läßt Sie neue Dimensionen der Sinneswelt empfinden. Er läßt Sie Gerüche besser wahrnehmen und Düfte intensiver genießen, wenn er sensibilisiert und trainiert ist.

Gleichzeitig regen Düfte den Atem an, und das sogar in mehrerlei Hinsicht: einmal durch den Reiz des Geruches, zum anderen durch die Vorstellung, mit der Sie das Einatmen dieses Geruches verbinden

Das Einatmen eines Duftes hat in Verbindung mit einer angenehmen Vorstellung besondere Wirkung

Richtig atmen **37**

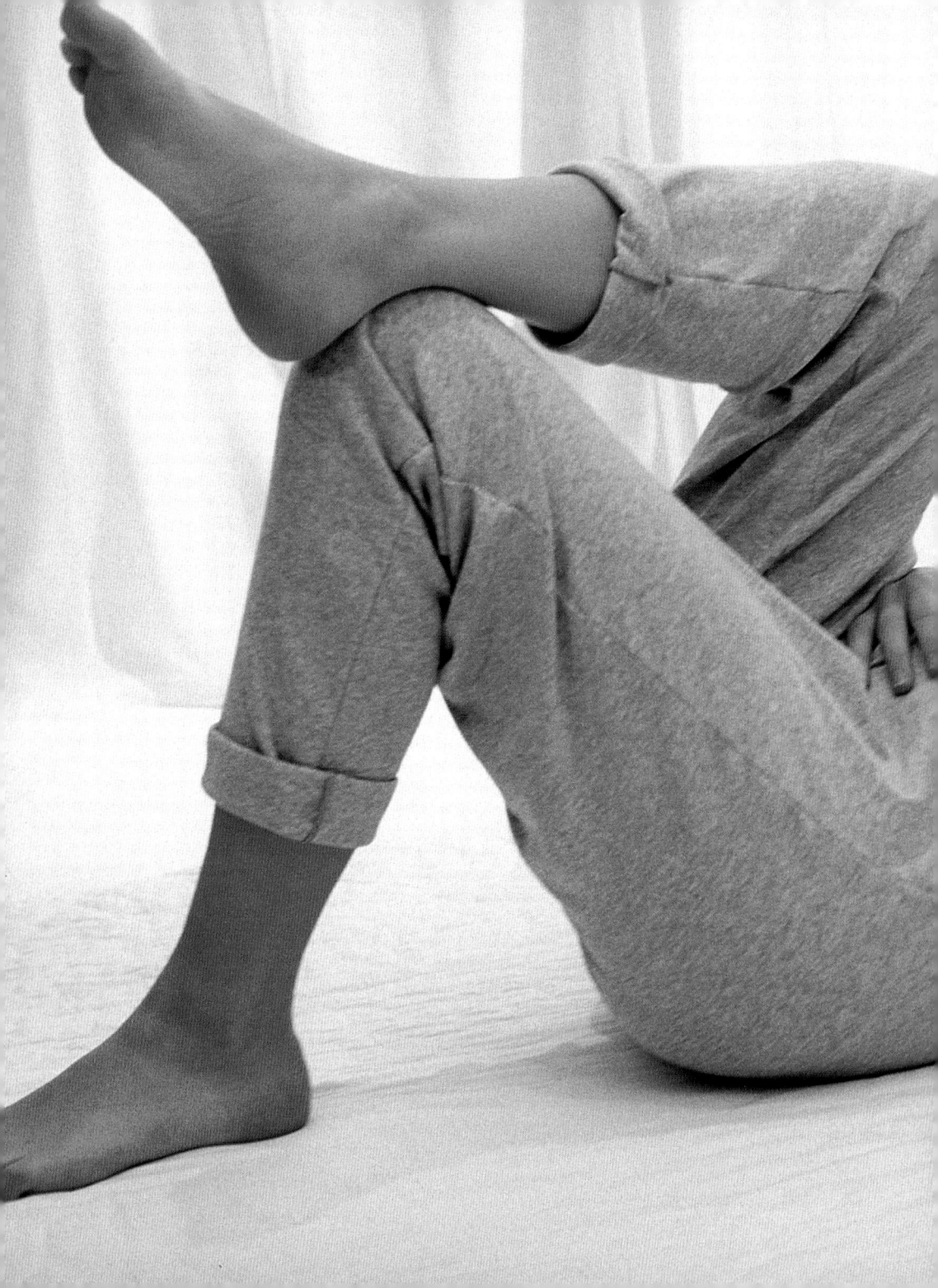

II. Das zweite Drittel

Der Atem braucht jetzt mehr Ruhe und Kraft. Lassen Sie Ihr Baby Ihren Atem fühlen

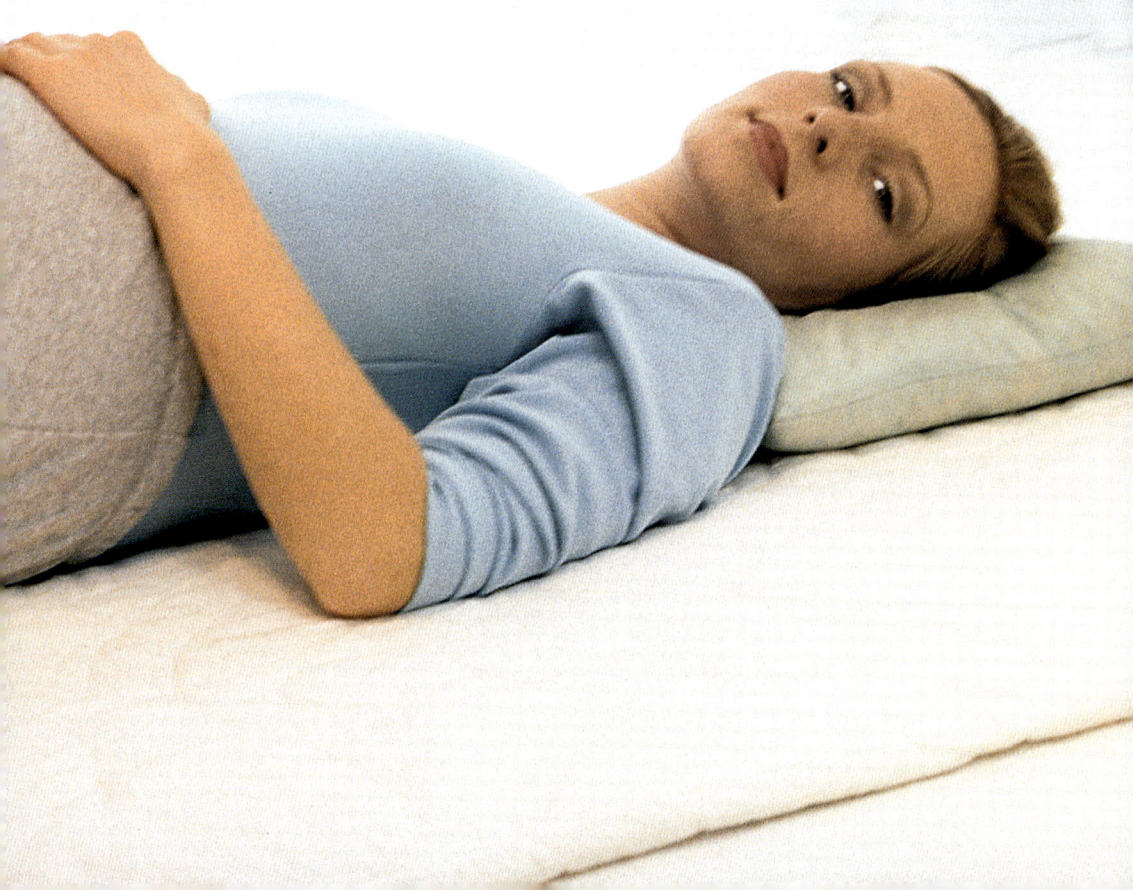

II.

DAS ZWEITE DRITTEL

Der Bauch wächst,
Sie werden etwas langsamer, möchten zwischendurch ruhen

Im zweiten Drittel der Schwangerschaft wird Ihre herannahende Mutterschaft auch von außen sichtbar. Ihr äußeres Erscheinungsbild und Ihre Bedürfnisse ändern sich. Der Atem paßt sich dieser Veränderung an. Sein Rhythmus wird langsamer, das Zwerchfell braucht mehr Kraft, um in die Tiefe zu gehen. Der Atem benötigt zum einen mehr Ruhe, um sich umstellen zu können, zum anderen mehr Kraft, um die Atemschwingungswelle in der Tiefe des Leibes beizubehalten.

In diesem Abschnitt des Atemtrainings sollten Sie Ihrem Atem Ruhe gönnen, um Kraft zu schöpfen.

Anfreunden mit dem Bauch

Das Wachsen des Bauches war bis zu diesem Zeitpunkt äußerlich noch nicht sichtbar. Sie konnten Ihre normalen Sachen tragen und haben Ihre Figur höchstens geringfügig verändert. Das ändert sich jetzt. Ihr Baby ist inzwischen schon ziemlich groß und nimmt im Bauchraum mehr Platz ein. Es dehnt Ihre Körperwände nach außen; Bauch und Taille werden umfangreicher. Die Lendenwirbelsäule muß mehr Gegenhalt bieten, um den Bauch zu tragen und damit die Haltung zu bewahren.

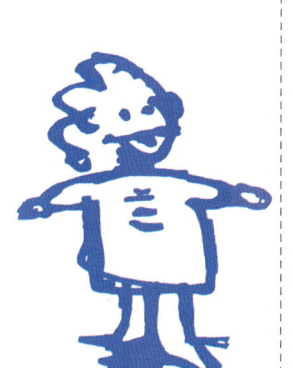

Sensible Schwangere sind durchaus in der Lage bei intensiver Konzentration auf den Atem die Reaktionen des Kindes wahrzunehmen. So entsteht eine Art »Telefonleitung« zwischen ihnen und ihrem Kind.

> DIE TIEFATMUNG läßt Sie mit Ihrem Baby in Kontakt treten. Jede Atemschwingungswelle trifft auf die Gebärmutter. Diese Schwingungen setzen sich in Ihr Inneres fort und werden vom Kind wahrgenommen. Untersuchungen zeigen, daß ein Kind auf gestreßte Hochatmung anders reagiert als auf ausgeglichene Tiefatmung. Außer der Atemschwingungswelle, dieser klaren anatomischen Bewegung, übertragen sich gleichzeitig auch Ihre Gedanken und Vorstellungen über den Atem auf Ihr Kind. Es fühlt, wenn Sie ihm mit dem Atem einen liebevollen Gedanken schicken.

Zu schweres Essen bildet einen Widerstand für die Atmung. Die innere Massage durch den Atem hilft der Verdauung

ANFREUNDEN MIT DEM BAUCH

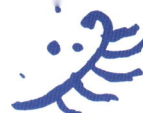

Übung: Die Begrüßung

In der folgenden Übung lassen Sie Ihren Atem in verschiedene Regionen des Bauchraums strömen, bis Sie deutlich fühlen, wie die Schwingung von oben abwärts bis zu Ihrem Kind gelangt.

▷ **Position:** Nehmen Sie eine bequeme Ruhelage ein.
▷ **Atem:** Lassen Sie Ihren Atem ruhig fließen. Die Atemschwingungswelle trifft deutlich auf die Gebärmutter und setzt sich zum Kind fort. Nach einiger Zeit lassen Sie Ihren Atem die Gebärmutter »umspülen« – Ihr Atem streichelt Ihr Kind.
▷ **Beachten:** Atmen Sie nicht zuviel ein. Es ist eine feine Schwingung die den Weg durch ihren Körper zum Kind geht. Ihre Wahrnehmung dafür wird sich nach und nach verstärken.

Nach dieser Übung sollten Sie noch ein bißchen Zwiesprache mit Ihrem Kind halten.

Begrüßen Sie Ihr Kind
mit Ihrem Atem

Richtig atmen

II.

DAS ZWEITE DRITTEL

Hautpflege stimuliert die Atmung

Übung: Das Umspülen

In der folgenden Übung wird die Atmung angeregt, rund um die Gebärmutter fühlbar zu werden. Ihr Bauch ist gerade während der Schwangerschaft etwas Schönes, und er ist großen Herausforderungen ausgesetzt: Muskulatur und Haut werden sich bis zum Geburtstermin extrem dehnen. Das Gewebe soll nachgeben, ohne zu erschlaffen. Das Einmassieren von pflegenden Substanzen beugt nicht nur der Erschlaffung der Haut vor, es stimuliert auch die Atmung. Nützen Sie die folgende Übung gleichzeitig zum Einmassieren eines Hautpflegeöles.

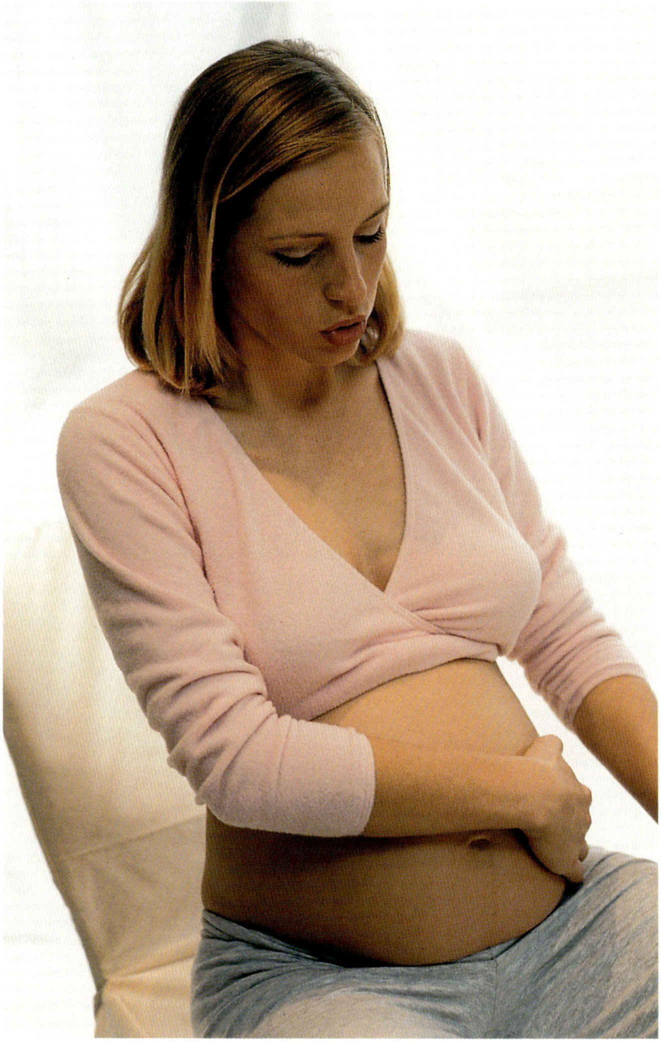

▷ **Position:** Königssitz (siehe S. 19). Ihr Becken ist zentriert, die Lendenwirbelsäule gerade.
▷ **Atmung:** Jede Einatmung streicht am seitlichen Rand der Gebärmutter entlang in die Tiefe. Sie führen die Atmung in ruhigen gleichmäßigen Zügen durch die Nase. Die Einatmung wird etwas verlangsamt, um dem Atem die Möglichkeit zu geben, ruhig seinen Weg zu finden.
▷ **Bewegung:** Ihre rechte Hand kreist vom Zwerchfellrand abwärts seitlich am Bauch entlang bis zum Schambein und beim Ausatmen an der linken Seite wieder nach oben bis zum Zwerchfellrand.
▷ **Beachten:** Lassen Sie Ihren Atem der Bewegung Ihrer Hand folgen. Begleiten Sie diese Übung mit dem Gedanken, daß Ihr Bauch das Zuhause Ihres Kindes ist.

ANFREUNDEN MIT DEM BAUCH

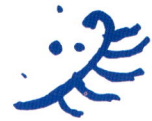

ES IST NICHT DER BAUCH ALLEIN, der Ihr Kind trägt. Wie bereits beschrieben, ruht sein Gewicht in der großen Schale Ihres Beckens. Damit dies tatsächlich funktioniert, muß das Becken die richtige Position haben. Es muß sich im Zentrum befinden. Je größer das Kind wird, um so schwieriger ist das. Das Gewicht des Bauches hat nämlich die Tendenz, das Becken nach vorne zu kippen. Damit kommt auch der Atem ausschließlich in den Bauch. Wie bereits erwähnt, sollte der Atem jedoch den gesamten Abdominalbereich ausfüllen. Um nun die ideale Position aufrecht erhalten zu können, kräftigen wir den Atem in diesem Bereich und unterstützen ihn durch die Stabilisierung der Lendenwirbelsäule.

Ihr Bauch ist das Zuhause Ihres Kindes. Pflegen Sie dieses äußerlich mit Massage-Ölen, innerlich mit Ihrem Atem

Übung: Der Teich

▷ **Position:** Sie stehen mit leicht gegrätschten Beinen. Die Knie sind gebeugt. Eine Hand »trägt« den Bauch, die andere liegt flach auf dem Steißbein auf.
▷ **Atmung:** Mit der Einatmung lehnen Sie sich in die Hand, die am Steißbein ruht. In der Ausatmung behalten Sie das Gefühl der Atemtiefe. Der Atem »umspült« Ihr Kind.
▷ **Bewegung:** Ein leichtes Schaukeln des Beckens. Dieses bewegt sich mit der Einatmung nach hinten und mit der Ausatmung leicht wieder zurück.
▷ **Beachten:** Fühlen Sie zwischen Ihren Händen die gleichmäßige Atembewegung im Inneren Ihres Körpers. Die Bewegung findet im Becken statt, keinesfalls dürfen Sie sie durch das Einziehen des Bauches verstärken.

Der Atem wird im Bereich der Lendenwirbelsäule gekräftigt, um die ideale Position des Beckens zu halten

Am Ende der Übung bleiben Sie aufrecht stehen und machen dieselbe Bewegung ohne Unterstützung der Hände. Der Atem streicht allmählich unter der Gebärmutter entlang und hilft mit, diese zu tragen. Erinnern Sie sich an das Gefühl bei der Übung »Hängematte« in Kapitel I (siehe S. 30).

Der gestärkte Atem hilft Ihnen, Ihr Kind zu tragen

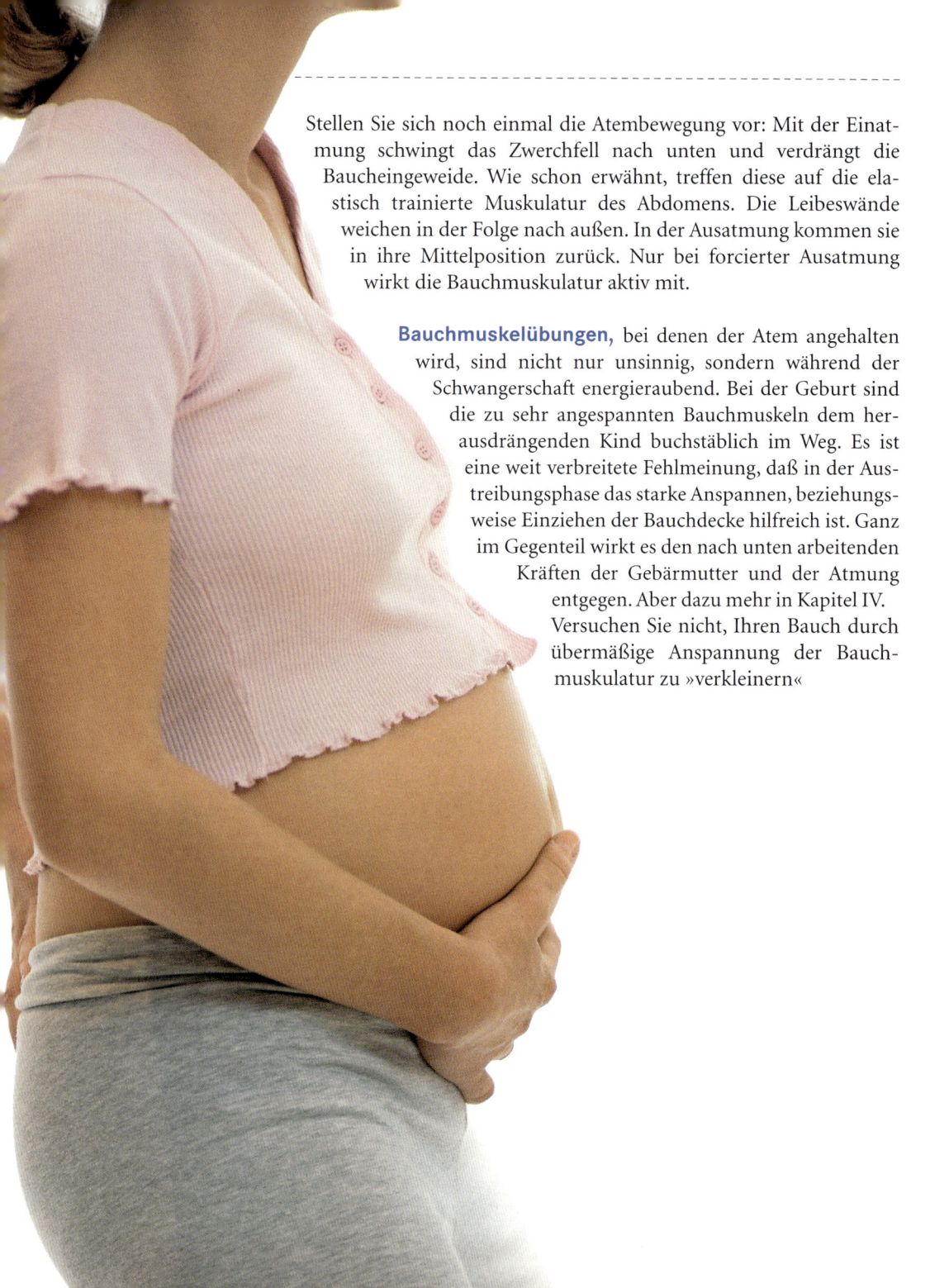

Stellen Sie sich noch einmal die Atembewegung vor: Mit der Einatmung schwingt das Zwerchfell nach unten und verdrängt die Baucheingeweide. Wie schon erwähnt, treffen diese auf die elastisch trainierte Muskulatur des Abdomens. Die Leibeswände weichen in der Folge nach außen. In der Ausatmung kommen sie in ihre Mittelposition zurück. Nur bei forcierter Ausatmung wirkt die Bauchmuskulatur aktiv mit.

Bauchmuskelübungen, bei denen der Atem angehalten wird, sind nicht nur unsinnig, sondern während der Schwangerschaft energieraubend. Bei der Geburt sind die zu sehr angespannten Bauchmuskeln dem herausdrängenden Kind buchstäblich im Weg. Es ist eine weit verbreitete Fehlmeinung, daß in der Austreibungsphase das starke Anspannen, beziehungsweise Einziehen der Bauchdecke hilfreich ist. Ganz im Gegenteil wirkt es den nach unten arbeitenden Kräften der Gebärmutter und der Atmung entgegen. Aber dazu mehr in Kapitel IV. Versuchen Sie nicht, Ihren Bauch durch übermäßige Anspannung der Bauchmuskulatur zu »verkleinern«

ANFREUNDEN MIT DEM BAUCH

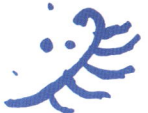

Übung: **Das Zwiegespräch**

Es wäre schön, wenn Ihr Partner die Freude an Ihrem Bauch mit Ihnen teilen würde. Das sollte ihm nicht schwer fallen, wenn er gemeinsam mit Ihnen Ihrem Kind seinen Atem schickt.

Beherzigen Sie in der folgenden Übung alles, was Sie in den vorigen Übungen dieses Kapitels bereits erfahren haben.

▷ **Position:** Sie ruhen bequem gebettet. Ihr Partner umfaßt Ihren Bauch und legt seinen Kopf darauf ab, als ob er hineinhorchen wollte.
▷ **Atem:** Nehmen Sie Ihren Atemrhythmus auf. Nach und nach geht dieser in einen gemeinsamen Rhythmus mit Ihrem Partner über. Das Heben der Bauchdecke in der Einatmung und das Senken der Bauchdecke in der Ausatmung sind deutlich fühlbar. Gleichzeitig schicken Sie Ihrem Kind den gemeinsamen Atem.
▷ **Bewegung:** Wie Sie es in der Übung »das Umspülen« getan haben, kann nun Ihr Partner bei jeder Einatmung seitlich an Ihrem Bauch mit den Händen entlangstreichen, um die Atmung auf ihrem Weg in die Tiefe noch weiter zu stärken.
▷ **Beachten:** Ziel dieser Übung ist das Einstimmen auf einen gemeinsamen Atemrhythmus.

Im gemeinsamen Atemrhythmus mit dem Partner werden Ihre Erfahrungen verstärkt

Versuchen Sie gelegentlich, wenn Sie zusammen sind, diesen gemeinsamen Atem wieder aufzunehmen. Es ist eine schöne Form der Kontaktaufnahme

Nach der Übung richten Sie sich auf und bleiben in Ihrer Aufmerksamkeit noch eine Weile beim gemeinsamen Atem, solange es Ihnen gefällt. Mit etwas Übung können Sie einander bei aufkommendem Streß positiv beeinflussen. Sollten Sie aus Aufregung während der Geburt Ihren Atemrhythmus verlieren, können Sie ihn auf diese Weise wiederfinden.

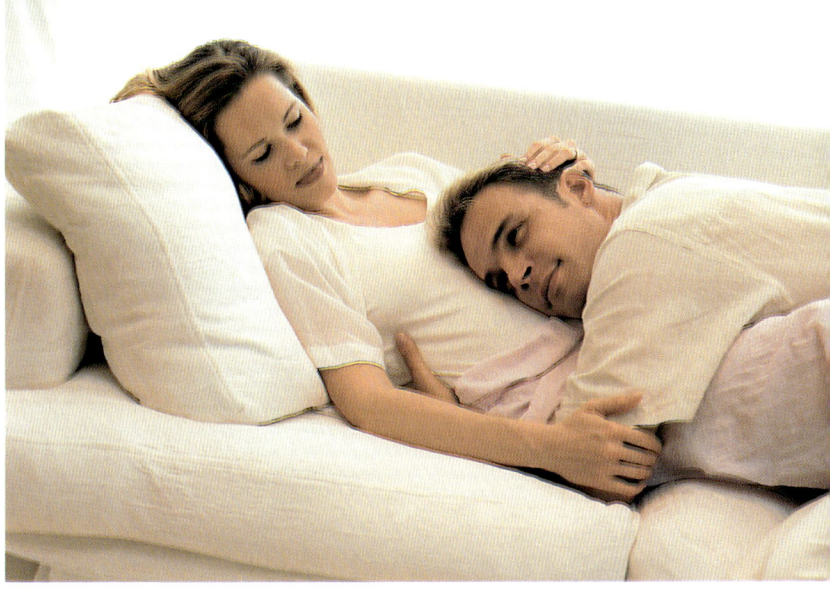

Richtig atmen

II.

DAS ZWEITE DRITTEL

Übung: **Die Katze**

Ein trainierter Rücken
ist geschmeidig und aktiv

Die folgende Übung trainiert die Atemkraft im Rücken in Relation zum Gewicht des Bauches. Sie können diese Übung auch alleine ausführen, aber es ist hilfreich, dabei durch den Widerstand des Partners unterstützt zu werden. Dieser kann Sie auch durch seinen Gegendruck jedesmal ein wenig mehr herausfordern. Wenn Sie alleine üben, stellen Sie sich den Widerstand am Rücken und die Hand in die Sie Ihren Bauch legen vor. Die Übung ist dann genauso wirkungsvoll.

▷ **Position:** Sie befinden sich im Vierfüßlerstand. Achten Sie darauf, daß sich die Hände unter den Schultern, die Knie unter den Hüften befinden. Ihr Partner legt den Unterarm auf Ihre Lendenwirbelsäule

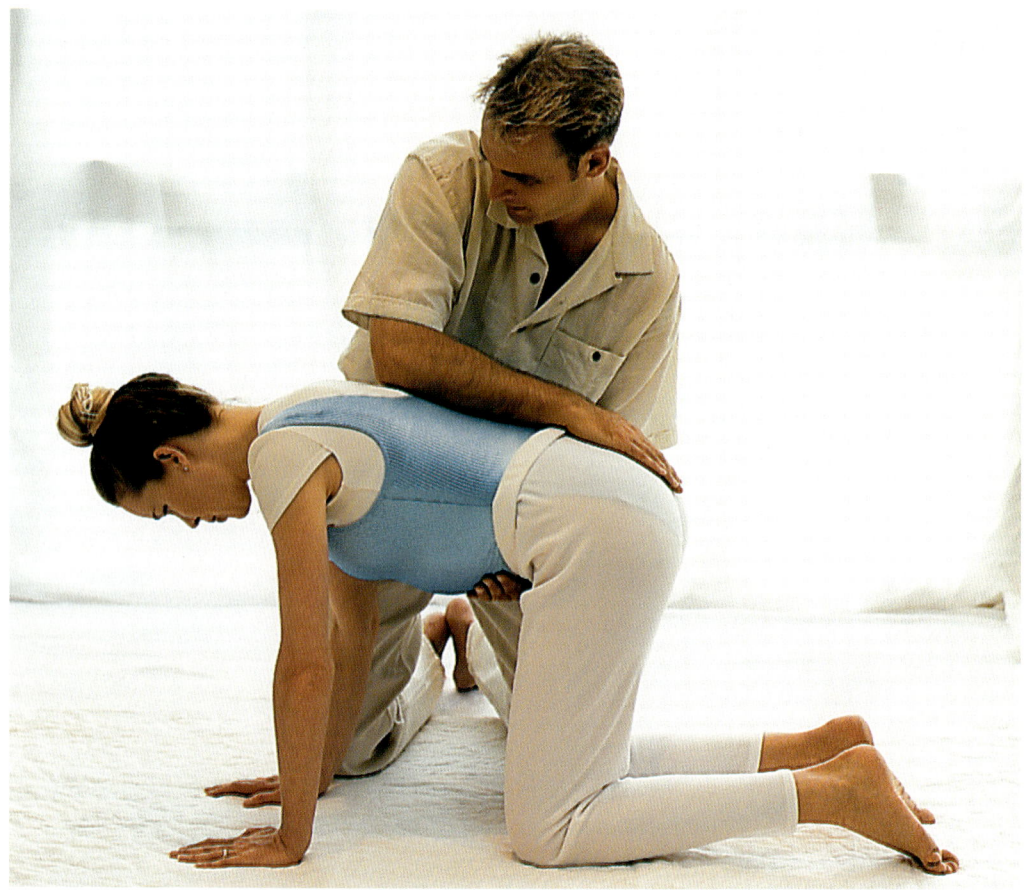

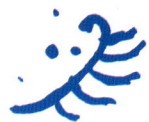

DER RÜCKEN, seine Kraft und Beweglichkeit sind während der gesamten Schwangerschaft ein wichtiges Thema. Beginnt der Bauch zu wachsen, hat der Rücken mehr zu tragen. Wenn Ihr Rücken durch Training an das zunehmende Gewicht gewöhnt wird, haben Sie keine Probleme zu befürchten. Außerdem wird dadurch die Bauchdecke geschont, und die Rückbildung erfolgt rascher.

so daß sich diese an ihn schmiegen kann. Die zweite Hand des Partners hält Ihren Bauch.

▷ **Atem:** Mit jeder Einatmung schmiegen Sie Ihre Lendenwirbelsäule an den Arm des Partners. Fühlen Sie in der Ausatmung, daß der Rücken mehr und mehr den Bauch trägt.

▷ **Bewegung:** Aus dem Anschmiegen an den Arm in der Einatmung ergibt sich eine Streckung der Lendenwirbelsäule in Richtung Steißbein. In der Ausatmung lockern Sie diese Streckung ein wenig, jedoch ohne dadurch an Halt zu verlieren.

▷ **Beachten:** Besondere Aufmerksamkeit sollten Sie Ihrer Bauchdecke schenken. Sie schiebt sich wie immer mit jeder Einatmung nach außen und zieht sich mit jeder Ausatmung wieder leicht zurück, ohne daß sie aktiv eingezogen wird.

Nach der Übung bleiben Sie ohne Hilfestellung Ihres Partners noch einige Atemphasen lang im Vierfüßlerstand und fühlen die Kraft des Atems im Rücken.

Die Bauchdecke ist während der Übung nur minimal angespannt

AM ENDE DIESES ÜBUNGSTEILS können Sie Ihre Atmung rund um die Gebärmutter deutlich wahrnehmen. Sie können mit Hilfe Ihres Atems Kontakt zu Ihrem Kind aufnehmen. Der Halt im Rücken entspricht dem Gewicht Ihres Bauches. Ihr Bauch ist schön und wird schön bleiben, wenn Sie ihn pflegen und mögen.

II.

DAS ZWEITE DRITTEL

Den Atem zum Klingen bringen

Der Klang wird durch das Schwingen der Stimmbänder erzeugt

Sie kennen das Zwerchfell und seine Bewegung nun schon ziemlich gut. Sie haben sich mit Ihrem Atem vertraut gemacht, gelernt, ihn zu dosieren, und haben gefühlt, wie stark das In-die-Tiefe-Treten des Zwerchfells im Abdomen zu spüren ist. Vielleicht haben Sie durch das bewußte Erleben des Atems bereits die Fähigkeit gewonnen, sich in Konzentration auf die innere Bewegung immer mal wieder zwischendurch die Bewegung des Zwerchfells zu vergegenwärtigen. Daraus gewinnen Sie Kraft und können besser loslassen.

Den Atem zum Klingen zu bringen heißt, die Stimmbänder mit Hilfe des dosierten Atems in Schwingung zu versetzen. Der dadurch erzeugte Klang bringt die Atemsäule und damit viele Regionen des Körpers zum Vibrieren. – Davon jedoch mehr im nächsten Kapitel.

Damit ein Ton ungehindert erzeugt werden kann, soll sich der Kehlkopf in einer locker schwebenden Position befinden. Er wird also nicht fixiert

Die Stimmbänder, durch deren Schwingung der Klang erzeugt wird, sind in den Kehlkopf eingebettet. Dieser ist im mittleren Halsbereich befestigt. Seine Aufhängungen befinden sich an der Halswirbelsäule bis hin zur Schulter. Er braucht genügend Raum, damit er sich mit jeder Einatmung ungehindert öffnen kann und in der Ausatmung möglichst offen und tief bleibt. Dies ist ein wesentliches Element bei der Dosierung der Luft und der Tonerzeugung. Befindet sich der Kehlkopf nicht in seiner optimalen Position, können die Stimmbänder nur mit übermäßigem Kraftaufwand funktionieren. Der Atem wird überfordert, die Stimme gepreßt.

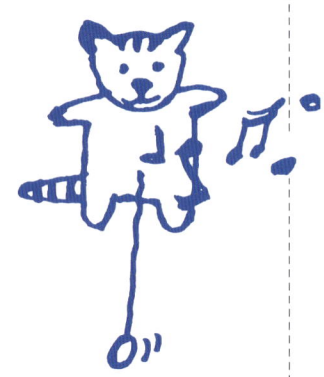

> FÜR DIE GEBURTSVORBEREITUNG ist der »klingende Atem« in zweierlei Hinsicht wichtig: Der richtige Einsatz der Stimme wird Ihnen helfen, Schmerz besser zu lösen. Bei der Geburt gibt der Ton dem Zwerchfell die nötige Kraft, um das Kind herauszuatmen. Ist zu diesem Zweck der Kehlkopf nicht in der richtigen Position, kommt es zu angestrengtem Pressen, das sich mit Hilfe des Atemtrainings vermeiden läßt.

Um Ihrer Kehle genügend Raum zu geben, stellen Sie sich Ihren Nacken als Löwenmaul vor. Bei jede Einatmung wird dieses weit

KLINGENDER ATEM

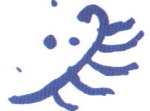

geöffnet. Dadurch kann die Luft ungehindert ihren Weg in die Tiefe nehmen. In der Ausatmung bleibt diese Öffnung weitgehend erhalten. Der Kehlkopf und die Stimmbänder haben so die richtige Spannung, um durch die Luftsäule, die zwischen Zwerchfell und Stimmbändern entsteht, einen Ton zu erzeugen. Umgekehrt hilft der auf diese Weise erzeugte Ton, das Zwerchfell in der Tiefe zu halten.

Die Kehle soll locker »aufgehängt« sein

Übung: Das Löwenmaul

Die folgende Übung dehnt den Nacken nach allen Seiten. Eine angenehme Nebenwirkung ist die Entspannung der Nacken- und Schultermuskulatur.

»Das Löwenmaul« bringt die Kehle in die richtige Position für den Ton

▷ **Position:** Sie sitzen mit hüftbreit aufgestellten Beinen auf einem Stuhl. Das Becken ist zentriert, das Gewicht ruht auf dem Stuhl. Die Hände liegen mit verschränkten Fingern am Schädelansatz.

▷ **Bewegung:** Mit leichtem Zug der Hände, zunächst nach oben dann nach vorne, dehnen Sie den Nacken. Gehen Sie so weit, bis Sie einen starken Zug im Nacken und nach einigem Üben den Rücken entlang verspüren. Die Ellenbogen bewegen sich auf einander zu.

▷ **Atem:** Während der Dehnung des Nackens nach vorne atmen Sie in ruhigem, dosiertem Fluß aus. Sobald Sie im Nacken eine starke Dehnung fühlen, atmen Sie ein. Der bereits gedehnte Nacken wird durch die Einatmung weit geöffnet, wie das offene Maul eines Löwen.

▷ **Beachten:** Übertreiben Sie nicht, indem Sie die Kehle im vorderen Bereich abdrücken.

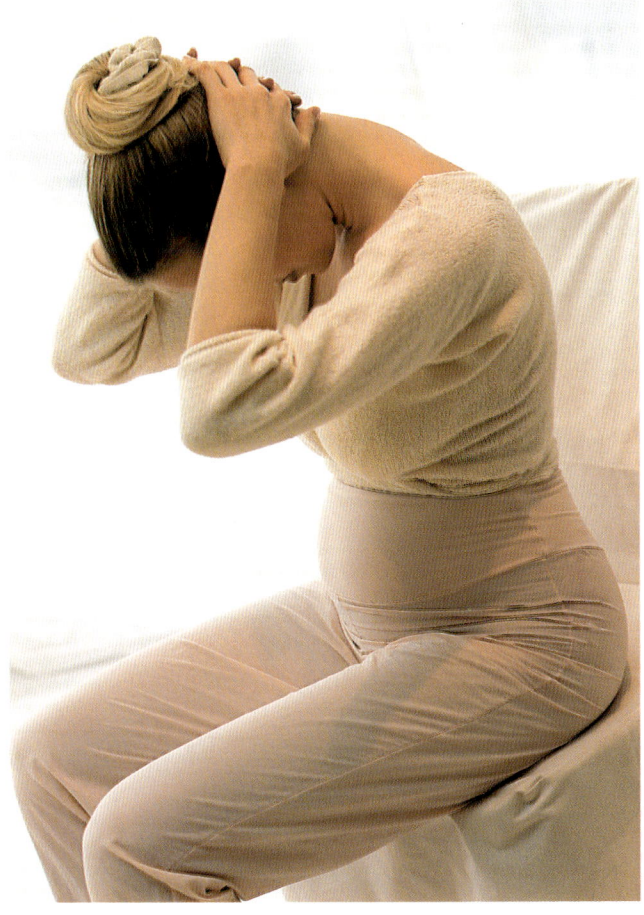

Richtig atmen 49

II.

DAS ZWEITE DRITTEL

Übung: **Das Löwenmaul seitlich**

▷ **Position:** Zu Beginn wie bei »das Löwenmaul« beschrieben, jedoch legen Sie jetzt die rechte Hand über den Kopf aufs linke Ohr.
▷ **Bewegung:** Mit der rechten Hand dehnen Sie Ihren Kopf zur linken Seite.
▷ **Atmung:** Atmen Sie während der Dehnung ruhig fließend aus. Dehnen Sie den Kopf in mehreren Ausatmungen zur Seite. Jedesmal, wenn Ihnen die Dehnung zu stark wird, halten Sie die Position und atmen ruhig ein. Schicken Sie dabei den Atem an die Stelle der seitlichen Nackenmuskulatur, wo Sie die Dehnung am stärksten spüren.
▷ **Beachten:** Lassen Sie während der Dehnung zur rechten Seite die linke Schulter sinken. Sie können, um die Übung zu steigern, noch zusätzlich den linken Arm nach unten dehnen.

In der Ausatmung bleibt die Kehle tief und offen

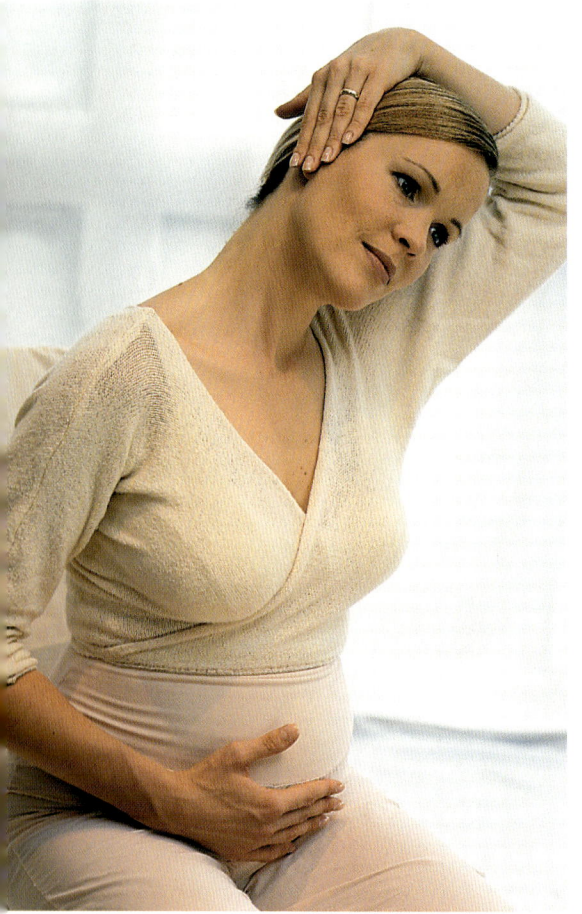

Anschließend denen Sie die andere Seite auf die gleiche Weise.

Nach der Übung strömt Ihr Atem in den breit geöffneten Nacken ein. Die Ausatmung erfolgt unter Beibehaltung dieser Öffnung – als ob ein Löwe mit geöffnetem Maul faucht.

Übungen mit Ton zur Kräftigung des Zwerchfells

Der Zwerchfellmuskel wird durch den Klang gekräftigt, nämlich durch den zu leistenden Gegenhalt. Das Zwerchfell geht in der passiven Ausatmung rasch nach oben in die Entspannung. In der aktiven Ausatmung bei der Erzeugung eines Tones wirkt es durch die Kraft seiner Muskelfasern der Tendenz des Aufsteigens entgegen. Das Zwerchfell bleibt also länger in den Bauchraum gesenkt und damit näher an der Gebärmutter. Diesen Umstand können Sie in der Austreibungsphase nutzen, um das Kind »herauszuatmen«.

ÜBUNGEN MIT TON

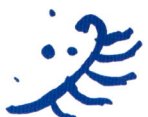

Fühlen Sie nun selbst den Widerstand des Zwerchfells, während Sie die Luft in der Ausatmung stark bremsen. Um sich das besser vorstellen zu können, simulieren Sie die Ventil-Funktion der Stimmbänder.

Der Ton verhindert, daß die Luft zu rasch entweicht. Er kräftigt das Zwerchfell

Versuch mit einem Strohhalm

Nehmen Sie einen Trinkhalm und führen Sie diesen zum Mund. Atmen Sie durch die Nase ruhig in die Tiefe ein. Dann blasen Sie die Luft durch den Halm hinaus. Beobachten Sie dabei Ihre innere Spannung. Sie werden merken, daß das Zwerchfell ziemlich rasch nach oben steigt. Mit zwei Fingern drücken sie nun den Halm an einer beliebigen Stelle etwas zusammen. Die Atmung führen Sie ruhig weiter. Durch die Erhöhung des Luftwiderstandes wird das Zwerchfell nun vermehrt angeregt. Das Zwerchfell bleibt länger angespannt und weicht nur langsam zurück in den Brustraum. Begleiten Sie im Bewußtsein innerlich diese Bewegung. Wiederholen Sie diesen Versuch zwei- bis dreimal.

Zuletzt drücken Sie den Halm so weit zusammen, daß gerade noch Luft hindurch kann. Während Sie dies zweimal wiederholen, legen Sie die freie Hand auf die Bauchdecke, um zu verhindern, daß diese hart wird (siehe auch »Anfreunden mit dem Bauch«, S. 40).

Beachten Sie, daß dieses Bremsen der Luft stets noch ein angenehmes Gefühl erzeugen soll. Der Kräftigung des Zwerchfells erfolgt langsam, aber stetig.

Die Stimmbänder wirken wie ein Ventil

> **NUTZEN SIE IHRE STIMME** und freunden Sie sich möglichst rasch damit an, gehört zu werden. Zum Zeitpunkt der Geburt wird Ihnen Ihre Stimme helfen, wenn Sie gelernt haben, diese zu gebrauchen, und wenn Sie keine Scheu haben, gehört zu werden. Dann wird der Einsatz Ihrer Stimme schmerzlindernd wirken und den Geburtsvorgang durch das kraftvolle Mitarbeiten des Zwerchfells beschleunigen. Sie dürfen sich bei den Übungen auch ruhig über sich selbst amüsieren – Lachen ist nämlich ein hervorragendes Training für das Zwerchfell.

II. DAS ZWEITE DRITTEL

Übung: Die Säule

Mit dieser Übung wollen wir das Zwerchfell dazu anregen, in der Ausatmung die Tiefe beizubehalten, indem es seine Spannung erhöht. Stellen Sie sich dazu vor, daß das Zwerchfell wie ein Blasebalg funktioniert. Sie führen es in der Ausatmung mit Hilfe Ihrer Hand in die Tiefe. Dabei entweicht die Luft. Durch das Loslassen in der Einatmung wird die abgegebene Luft von alleine ersetzt.

Der Atem behält in der Ein- und in der Ausatmung seine Spannung

Das Zwerchfell bleibt nahe bei der Gebärmutter

▷ **Position:** Im Sitzen oder Stehen mit geradem Oberkörper legen Sie eine Hand an den Kehlkopf, die andere Hand an den vorderen Zwerchfellrand.

▷ **Atmung:** Mit jeder Ausatmung führen Sie die Hand vom Zwerchfell abwärts. Die Hand, welche an der Kehle liegt, geht leicht mit. Die Zugspannung die dadurch entsteht, hindert das Zwerchfell daran, zu rasch nach oben zu weichen. Mit der Einatmung lockern Sie diese Zugspannung etwas, lösen Kiefer und Zunge und nehmen soviel Luft auf, wie nötig.

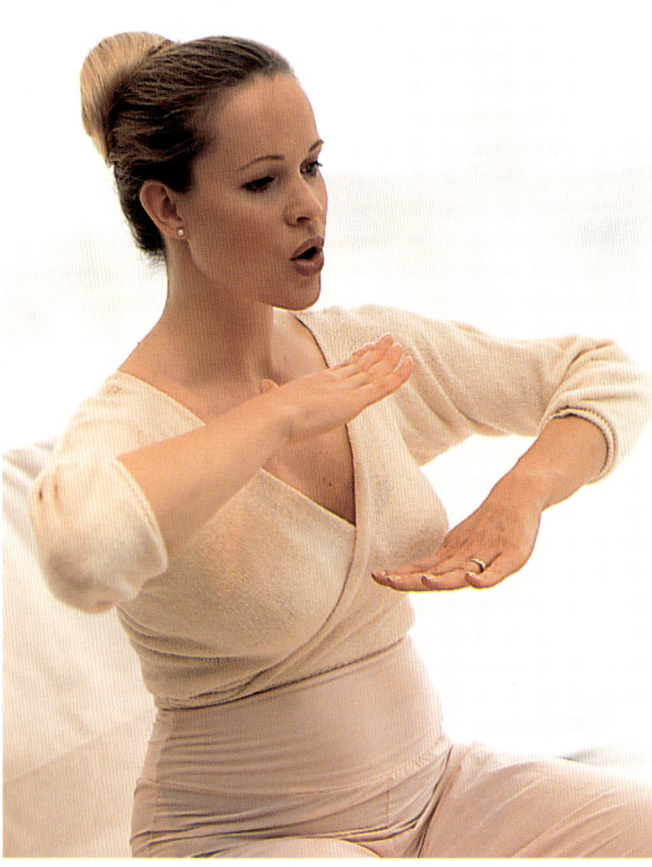

▷ **Bewegung:** Die Bewegung der Hände, die den Atem leitet, wird nach und nach verstärkt. Wobei die Hand, welche vom Zwerchfell abwärts geführt wird, allmählich auch zur Seite wandert. Die Hand an der Kehle bleibt dagegen mehr und mehr ruhig, die Kehle zunehmend offen.

▷ **Beachten:** Spielen Sie mit der Spannung. Erzwingen Sie diese niemals. Achten Sie in Kehlkopf und Körper auf Offenheit und Durchlässigkeit.

Nach der Übung spüren Sie Ihrer inneren Säule nach.

ÜBUNGEN MIT TON

Übung: **Die Biene**

Der Atmung in der Ausatmung genügend Spannung zu verleihen, ist mit Hilfe von Konsonanten recht einfach. Diese erhöhen den Luftwiderstand zusätzlich zu den Stimmbändern. Besonders geeignet ist dafür das stimmhafte »s«. Das können Sie bestens erzeugen, indem Sie das Summen einer Biene imitieren. Stellen Sie sich dieses Summen vor, versuchen Sie es einige Male und lassen Sie es anschwellen, als würde ein ganzer Bienenschwarm um Sie herumschwirren.

Beim Summen wird durch die Vibration die Muskulatur gelockert

▷ **Position:** Sie sitzen auf Ihrem Übungsstuhl, und zwar in einer Position, in der Sie sich ein wenig bewegen können.
▷ **Atem:** Der Atem wird durch das stimmhafte »s« gebremst. Beginnen Sie mit kurzen Abschnitten. Stellen Sie sich dazu vor, daß eine Biene vor Ihrer Nase fliegt. Sie machen quasi ihr Summen nach. Allmählich summen Sie immer länger, als ob die Biene sich entfernen würde und Sie versuchten sie mit Ihrem Ton noch zu erreichen.
▷ **Bewegung:** Sie können die imaginäre Biene mit einem Finger verfolgen. Das unterstützt Ihre Vorstellung und die Kraft des Zwerchfells.
▷ **Beachten:** Das Summen ist sonor. Ihr Kopf beginnt mitzuschwingen. So anregend dies auch ist, üben Sie anfangs nicht zu lange. Es könnte sonst durch die ungewohnte Vibration zu einem Schwindelgefühl kommen.

Das Zwerchfell bleibt beim Ausatmen immer in der Tiefe

Nach der Übung ist die Atemspannung wohlig angeregt. Ihr Kopf und die Atemwege sind frei. Fühlen Sie noch einige Atemphasen dieser inneren Spannung nach. Sie ist die Ausgangsbasis zur richtigen Atemdosierung während der Geburt.

Die in diesem Kapitel beschriebenen Übungen sind, wie Sie bald merken werden, nicht nur bei der Geburt selbst sehr hilfreich, sondern auch im Alltag. Sie bringen Sie rasch in die richtige vitale Spannung und sind daher ausgezeichnet geeignet, um Sie am Morgen in Schwung zu bringen oder eine vorübergehende Müdigkeit zu verscheuchen.

Möglicherweise fällt es Ihnen anfangs nicht leicht, Töne von sich zu geben. Leider haben wir weitgehend verlernt, unsere Stimme als Ausdruck unserer Freude und unseres Wohlgefühls einzusetzen. Sollte es für Sie schwierig sein, den Klang der eigenen Stimme zu hören, so beginnen Sie mit den Tonübungen zunächst unter der Dusche, oder wenn Sie niemand hören kann.

Übungen mit Ton regen an und helfen gegen Müdigkeit

II.

DAS ZWEITE DRITTEL

Der Atem als Entspannungshilfe

Der Atem entspannt auf natürliche Weise

Der Atem ist die beste Entspannungshilfe. Nichts ist so hilfreich, wenn man loslassen will, wie der Atem. Zudem ist es einfach, sich mit dem Atem zu entspannen. Sie brauchen nur der Natur des Atems folgen. Jede Ausatmung ist von Natur aus eine Entspannung. Erinnern Sie sich an das Kennenlernen Ihres Atems. Hier haben Sie schon erlebt, wie in der Ausatmung die Körperwände passiv in ihre Ausgangsposition zurückgehen. Dieses Entspannen in der Ausatmung geschieht nicht nur in der äußeren Muskulatur, sondern auch in der inneren. Sie ist es, die uns in der Geburtsvorbereitung besonders interessiert. Die innere Muskulatur, in die Ihr Kind eingebettet ist, verändert sich ständig. Zunächst um dem wachsenden Kind nachzugeben und ihm gleichzeitig Halt zu bieten. Dann, zum Zeitpunkt der Geburt, öffnet sie ihm den Weg in die Welt.

Jede dieser Veränderungen ist zunächst mit Anspannung verbunden. Durch die richtige Entspannung wird dem Körper jedoch die Arbeit erleichtert. Sie verhindert auch, daß die Anspannung zu groß wird und sich in andere Regionen ausbreitet. Deshalb ist es so wichtig, daß Sie sich zwischendurch immer wieder entspannen.

Übung: Atempause

Die Entspannung ist dann am tiefsten, wenn der Atem Pause macht. Wie Sie schon zu Beginn der Übungen erfahren haben, entsteht jeweils nach der Ausatmung eine Pause, bevor die nächste Einatmung uns mit Luft erfüllt. In diesem kleinen Moment geschieht nichts – vorausgesetzt, Sie lassen das zu. Gerade dieser Zustand, in dem nichts als Ruhe herrscht, bereitet oft große Schwierigkeiten.

Die folgende Übung führt Sie in die Atempause und fördert die Entspannung der inneren Muskulatur.

Die tiefste Entspannung erfolgt in der Atempause

▷ **Position:** Sie liegen bequem auf dem Rücken. Ein Fuß ist auf dem Knie des anderen Beines abgelegt. Die Lendenwirbelsäule hat Kontakt mit dem Boden.
▷ **Atem:** Atmen Sie in angenehm gleichmäßigem Fluß durch den Mund aus. Die Luft streicht dabei weich fließend zwischen den Lippen hindurch. Sie bieten der Ausatmung keinerlei Widerstand. Im Unterschied zur Erzeugung eines Tones lassen Sie die Luft verschwenderisch entweichen. Sobald der Luftstrom sich dem Ende nähert, begleiten Sie die restliche ausströmende Luft mit einem Seufzer. Dieser führt Sie in

ENTSPANNUNG

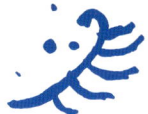

die Atempause. Genießen Sie die Pause bis die Einatmung sich durch einen Impuls ankündigt.
▷ **Bewegung:** Eine sehr geringe Bewegung entsteht durch das Nachgeben in der Ausatmung. Die innere und äußere Muskulatur entspannt sich und führt zu einem passiven Sinken der Lendenwirbelsäule.
▷ **Beachten:** Das Zulassen des natürlichen Vorgangs steht hier im Zentrum der Aufmerksamkeit. Achten Sie darauf, in der Atempause die Kehle offen zu halten. Stellen Sie sich dazu »das Löwenmaul« (siehe S. 49) vor. Die Luft wird nicht gestoppt, sondern sie macht nur Pause. Nehmen Sie sich genügend Zeit dafür.

Nach der Übung ist der Atem weich fließend. Beim weiteren Üben konzentrieren Sie sich auf die innere Muskulatur im Bereich der Gebärmutter, insbesondere an ihrem unteren Rand. Hier geben Sie mit dem Ende der Ausatmung und in der Pause weich nach. Dieses Nachgeben erzeugt ein Gefühl der Wärme in Ihrem Inneren.

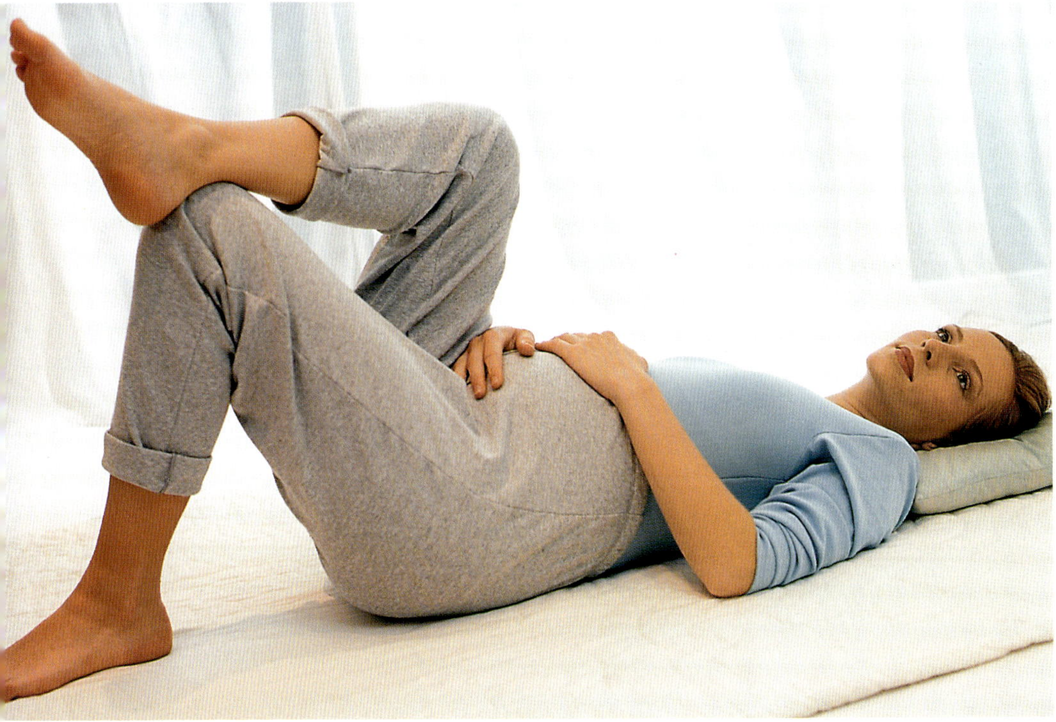

Lassen Sie die Ruhe zu

II.

DAS ZWEITE DRITTEL

Übung: Die Welle

Mit der Welle können Sie Spannungen des Unterleibs »wegatmen«

Im Ruhepunkt der Atempause wird die Entspannung vertieft. Lassen sie das zu, indem Sie sich diesem natürlichen Freiwerden von Energie hingeben. Nach diesem absoluten Loslassen bekommen Sie mit der nächsten Einatmung um so mehr neue Kraft

Mit jeder Ausatmung fließt die Spannung aus Ihnen heraus

Eine angenehme Vorstellung zur Entspannung ist das Kommen und Gehen der Atemwelle. So wie die Atemschwingungswelle sich in der Einatmung durch den Abdominalbereich fortsetzt, so fließt sie in der Ausatmung aus ihm heraus.

In der folgenden Übung lassen Sie die Welle der Ausatmung ruhig aus sich herausfließen. Ihr Partner kann Sie dabei unterstützen, indem er durch leichtes Massieren des Brustbeins und des Schambeins die Spannungen löst.

▷ **Position:** Auf dem Boden ruhend. Ihr Partner legt eine Hand auf das Brustbein, eine auf das Schambein.

▷ **Atmung:** Nehmen Sie Ihren Atemrhythmus auf. Lassen Sie sich allmählich auf einen gemeinsamen Rhythmus ein, wie in der Übung Zwiegespräch auf S. 45). Nun sinken Sie, wie in der Übung Atempause, mit jeder Ausatmung in die Entspannung. Kommt die Einatmung, so bleiben die Hände des Partners ruhig. Die Einatmung durchströmt den Körper wie eine Welle.

▷ **Bewegung:** Die sanft massierende Bewegung der Hände ist ein leichtes Kreisen. Ihre eigene Bewegung ist eine innerliche. Sie werden vom Kommen und Gehen des Atems bewegt.

▷ **Beachten:** Lassen Sie unter dem leichten Druck der Hände los und leisten Sie keinesfalls Widerstand. Den Atemrhythmus geben Sie vor. Ihr Partner richtet sich danach, um für die Wehen zu proben.

Nach der Übung spüren Sie dem Kommen und Gehen der Welle des Atems nach. Dabei ist die Bewegung auch deutlich an Brustbein und Schambein zu spüren.

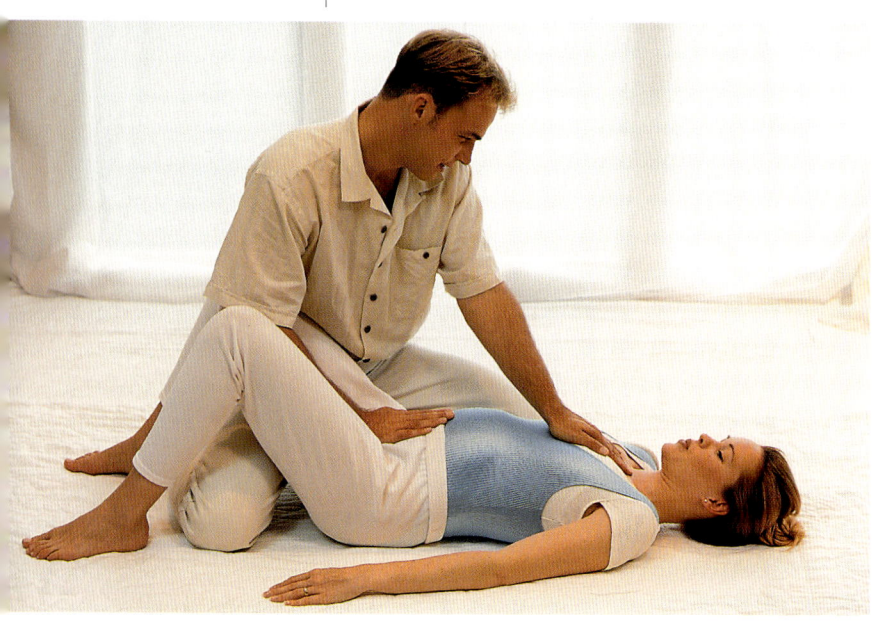

INNERE MASSAGE

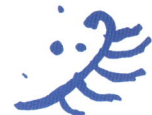

Innere Massage durch den Atem

Den Vibrationen, die unser Körper durch den »klingenden Atem« erfährt, gilt nun unsere Aufmerksamkeit. Stellen Sie sich vor, Ihr Arm sei verspannt. Oft kann dies rasch behoben werden, indem Sie ihn hängen lassen und locker ausschütteln. Die gleiche lockernde Wirkung hat der Ton auf die Muskulatur im Inneren des Körpers. Hier wächst Ihr Kind umgeben von Muskelschichten; davon sind die inneren schwer zu erreichen. Diese Muskeln sind jedoch besonders sensibel. Wie die Atmung reagieren sie auf innere und äußere Reize. Oft sind es nur Kleinigkeiten, denen Sie vielleicht keine Beachtung schenken, die aber dennoch zur Anspannung der inneren Muskulatur führen. Ein Umknicken, ein Erschrecken, ja schon ein kleines Unbehagen kann dazu führen, daß sich die Muskulatur, in welche die Gebärmutter eingebettet ist, anspannt. Dies gilt auch für die Gebärmutter selbst. Oft kommt es dann zu diffusen Schmerzen, die beunruhigend sind.

Vibrationen lösen zu starke Anspannung auf

> FÜR DIE GEBURTSVORBEREITUNG bedeutete ein Übermaß an innerer Spannung, daß sich die Muskulatur, die am Wachsen des Kindes beteiligt ist, nur unter Anstrengung entwickelt. Unnötige Schmerzen sind die Folge. Vor allem die dadurch entstehende zu starke Anspannung des Muttermundes macht den Geburtsvorgang mühevoller als nötig.

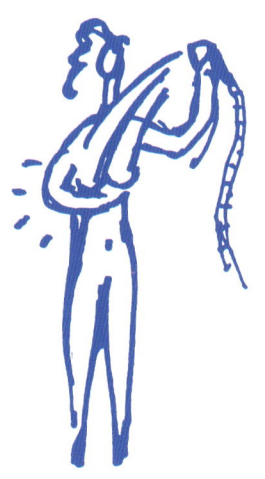

Vermeiden Sie Überanstrengung physischer und psychischer Art. Die Freuden des Lebens können Sie jetzt möglicherweise besser genießen als je zuvor. Durch die gesteigerte Wachheit Ihrer Sinne, geht Ihnen jedoch alles näher. Gönnen Sie sich den Luxus, entstandene Spannungen möglichst rasch zu beseitigen. Mit welcher der Übungen Sie dies tun, bleibt wie immer Ihnen überlassen. Aber Sie werden bald merken, wie rasch Sie sich mit wachsender Erfahrung entspannen können.

Schonen Sie sich, wo die Anstrengung zu groß wird. Aber leben Sie mit Freude und Genuß, wann immer es geht

Durch die innere Massage des »klingenden Atems« können Sie Fehlspannungen mit Hilfe der Vibration eines Tones wegmassieren oder sie einfach ausatmen, wie in den Übungen »die Welle« (S. 56) und »Atempause« (S. 54) beschrieben.

Richtig atmen **57**

II. DAS ZWEITE DRITTEL

Übung: Das Telefon

Die Vibration des Tones wirkt als innere Massage

In der folgenden Übung erleben Sie die inneren Massage mit Hilfe eines Tones. Der Ton dient hier der Lockerung tief liegender Muskelschichten. Er ist frei und setzt seine Schwingungen in den Unterleib fort.

▷ **Position:** Sie liegen in bequemer Haltung auf dem Boden, eine Hand auf der Bauchdecke, die andere unter dem Nacken. Ihr Nacken ruht in dieser Hand. Erinnern Sie sich an die Übung »das Löwenmaul« (S. 49) und die Öffnung, die Sie dabei in Nacken und Kehle gespürt haben.

▷ **Atem:** Der Atem ist hier klingende Vibration. Mit jeder Ausatmung schicken Sie einen gesummten Ton in Ihren Körper, und zwar in jeden beliebigen Bereich. Die Einatmung strömt an jene Stelle nach, wo Sie die Vibration des Tones gefühlt haben.

▷ **Bewegung:** Sie versuchen, den Nacken während des Summens leicht mit Hilfe der Hand zu dehnen.

▷ **Beachten:** Der Nacken bleibt lang, die Kehle geöffnet. Und geben Sie nicht auf, wenn es nicht beim ersten Mal gelingt. Es erfordert schon einige Übung diese tiefen Schichten unseres Inneren wahrzunehmen. Der Lohn ist groß: Sie können sich in ansonsten unerreichbaren Regionen entspannen.

Mit etwas Übung erreichen Sie immer tiefere Schichten

Nach der Übung atmen Sie ruhig nach und fühlen die Wirkung der Entspannung – ohne zu erschlaffen. Ich nenne das die »aktive Entspannung«.

Das Nichtstun ist beim Thema Entspannung von großer Bedeutung: Einfach nur sein; die Gedanken kommen

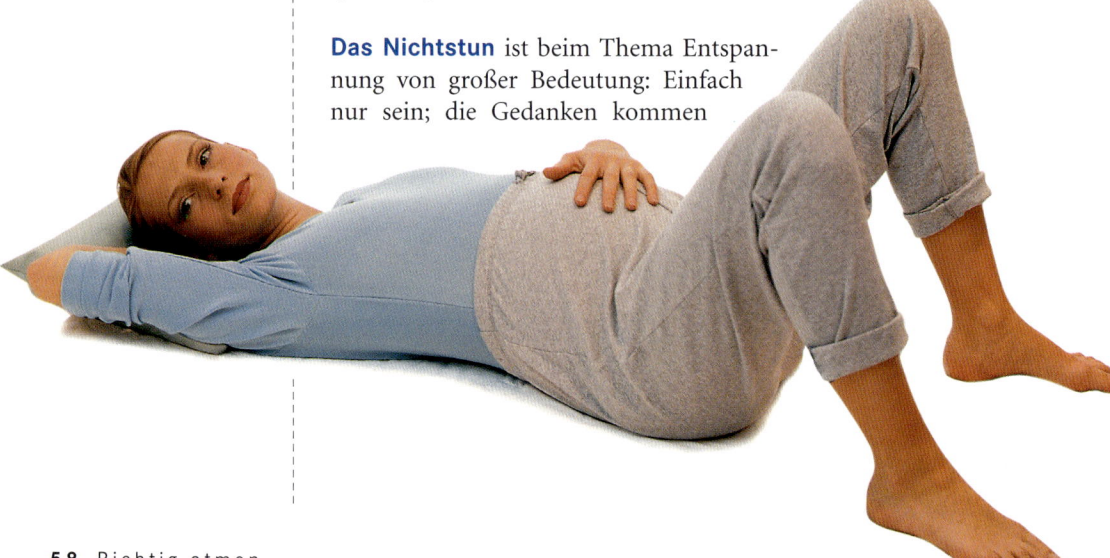

58 Richtig atmen

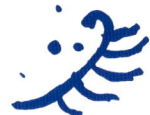

und gehen lassen; nichts tun, nicht eingreifen; den Atem kommen und gehen lassen, ihn still beobachten, Zufriedenheit aufkommen lassen. – Diese Liste können Sie nach Ihren persönlichen Bedürfnissen und Vorstellungen noch beliebig erweitern.

> **SOVIEL ZEIT MUSS SEIN:** Egal, was Sie unter Nichtstun verstehen, wichtig ist, daß Sie sich diese Zeit der Muße gönnen. Ihr Körper und Ihr Geist haben viel Neues zu verarbeiten. Geben Sie sich und Ihrem Kind die Chance, ein wenig zur Ruhe zu kommen. Entspannen Sie sich – auf Ihre Weise, aber täglich.

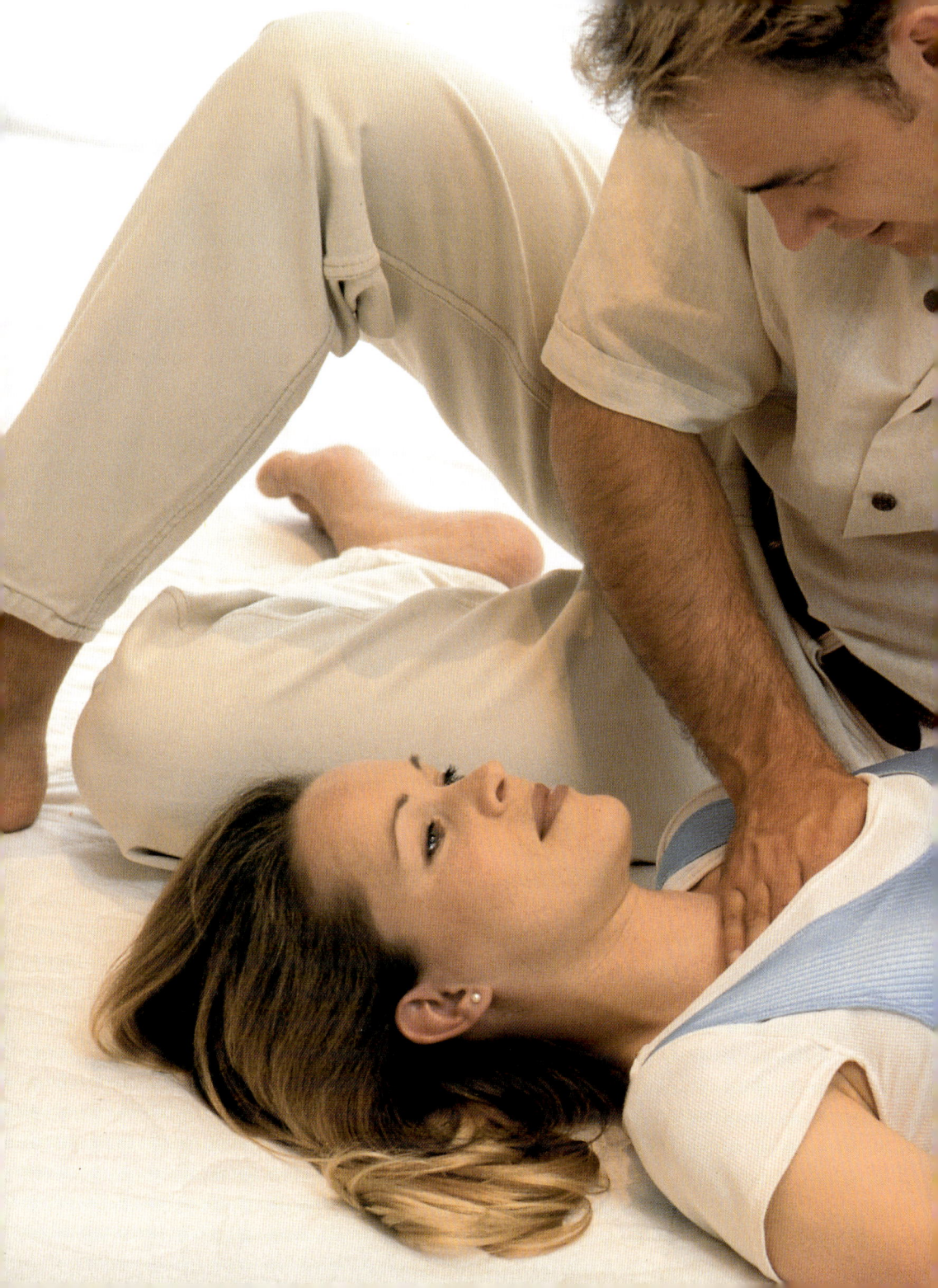

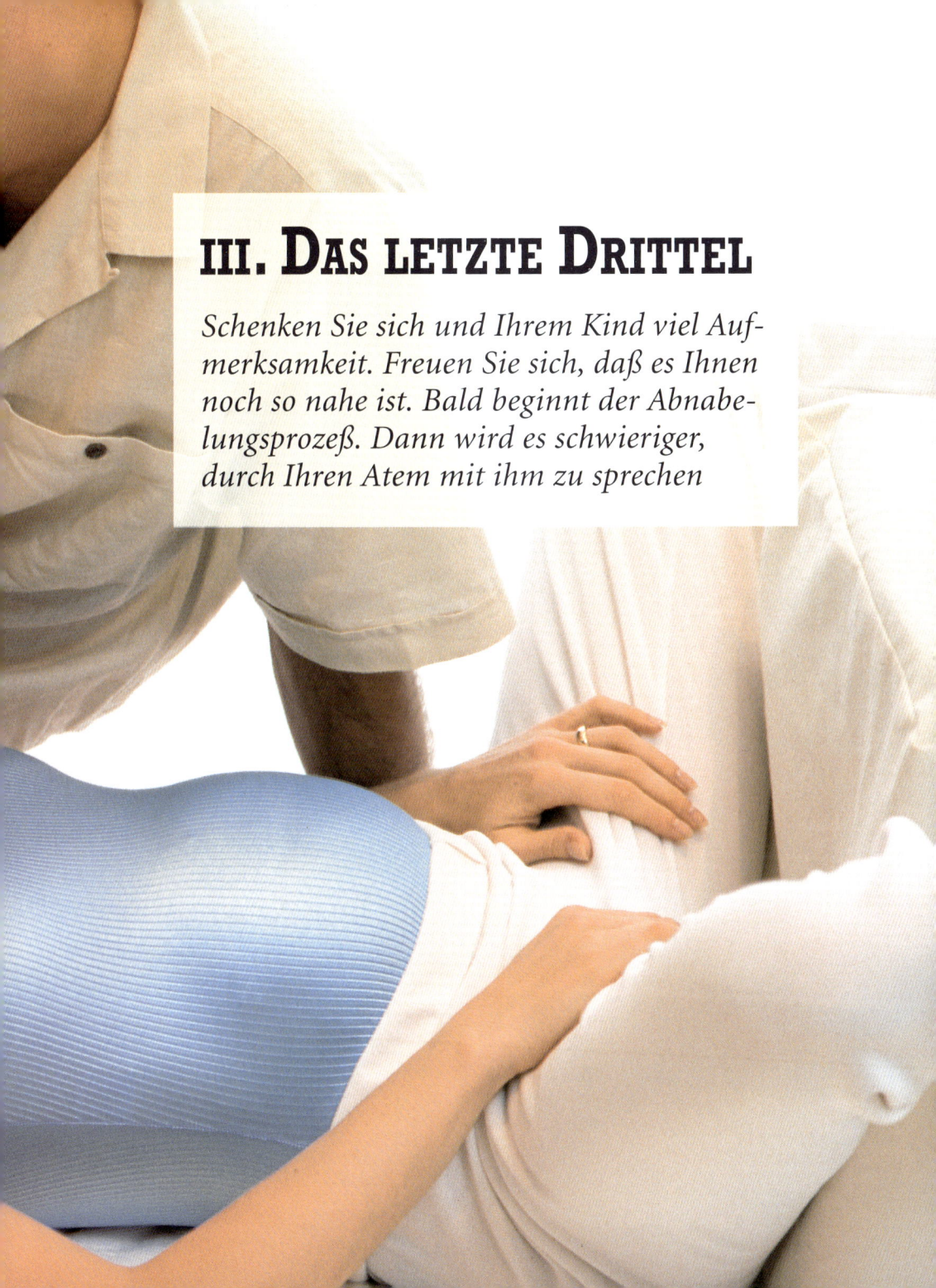

III. Das letzte Drittel

Schenken Sie sich und Ihrem Kind viel Aufmerksamkeit. Freuen Sie sich, daß es Ihnen noch so nahe ist. Bald beginnt der Abnabelungsprozeß. Dann wird es schwieriger, durch Ihren Atem mit ihm zu sprechen

III.

DAS LETZTE DRITTEL

Atemübungen mit dem Partner

Beim gemeinsamen Üben wird die Atemintensität gesteigert

Zur Unterstützung bei der Geburt haben Übungen gemeinsam mit dem Partner doppelte Wirkung. Die Kräfte werden verstärkt, und die Entspannung fällt leichter. Sie lernen, sich auf die Atmung des anderen einzustellen. Während der Geburt kann Ihnen Ihr Partner beim Atemrhythmus helfen. Falls Ihre Kräfte im Laufe der Stunden nachlassen, kann Ihr Partner Sie in die Atemkraft zurückführen. Wenn Ihr Partner bei der Geburt dabei sein möchte, sind gemeinsame Atemübungen in der Vorbereitung besonders sinnvoll.

Gemeinsames Atmen heißt gemeinsames Erlebnis, gemeinsamer Fortschritt

Die Partnerübung ist nur dann effektiv, wenn Sie sich beide darauf einlassen. Erst wenn Sie beide ganz bei der Sache sind, beide das Erlebnis und den Fortschritt suchen, werden Sie davon profitieren. Nehmen Sie sich für die Übungen Zeit. Aber nicht die Zeit, die man mit einer Uhr messen kann, sondern die Zeit, die Sie brauchen, um in einen gemeinsamen Rhythmus zu kommen, um in sich und in Ihren Partner hineinzuhorchen. Sie brauchen Zeit um aufzunehmen und abzugeben. Dann wird auch ein Austausch stattfinden, dann werden Sie ein wenig mehr vom anderen kennenlernen – dann werden Sie gemeinsam atmen.

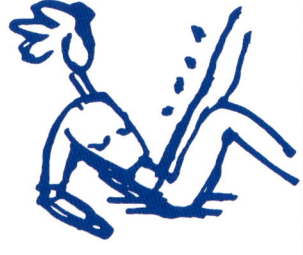

Die folgenden Übungen geben Ihrem Atem Durchhaltevermögen. Sie schulen ihn in den bei der Geburt unmittelbar beanspruchten Regionen. Ihr Körper sammelt Kräfte, um während der Geburt die nötige Ausdauer zu haben. Die Öffnung des Beckens wird vorbereitet. Die Muskel und Sehnen im Bereich von Leisten und Beckenboden werden weich und durchgängig. Gleichzeitig bekommen Atem und Körper die Kraft, das weiter wachsende Gewicht in den noch verbleibenden Wochen zu tragen.

Die Vorfreude auf Ihr Kind erleichtert Schwangerschaft und Geburt

> DIE PARTNERÜBUNG ist immer ein Gewinn für Sie beide. Speziell in der Vorbereitung auf eine sanfte Geburt, richtet sich Ihr Partner nach Ihnen. So kann er sich zum Zeitpunkt der Geburt ganz auf sie einstellen. Es ist jedoch eine interessante Bereicherung, die Übungen auch mal mit vertauschten Rollen zu machen. So verwöhnen auch Sie Ihren Partner.

PARTNERÜBUNGEN

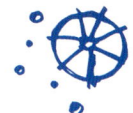

Übung: Die Verbeugung

Haben Sie schon einmal gesehen, wie sich Japaner zur Begrüßung vor einander verbeugen? Nun, dann haben Sie sicher bemerkt, daß sie dies mit gerader Wirbelsäule tun. Ebenso sollen Sie es machen und sich mit geradem Rücken nach vorne neigen. Die Einatmung bringt Sie mit genauso geradem Rücken wieder nach oben.

Der gekräftigte Atem geht in die Tiefe und öffnet den Beckenboden

▷ **Position:** Sie sitzen auf den Fersen (wie zu Beginn der Übung »der Ball« auf S. 21). Ein Kissen liegt zwischen Fersen und Gesäß. Ihr Partner befindet sich hinter Ihnen und legt beide Hände gespreizt auf Ihren unteren Rücken.
▷ **Atem:** Sie nehmen Ihren gemeinsamen Atemrhythmus auf. Mit der Ausatmung neigen Sie sich nach vorne. Der Beckenboden öffnet sich. Er bleibt geöffnet, wenn Sie sich gegen den Druck der Hände des Partners in der Einatmung aufrichten.
▷ **Bewegung:** Eine kleine Verbeugung nach vorne, die mit der Kraft der Atmung gesteigert wird.
▷ **Beachten:** Die Atmung ist ruhig, kraftvoll und gleichmäßig. Der Widerstand, der vom Partner gegeben wird, ist kontinuierlich, auf die Kraft Ihres Atems abgestimmt.

Der Atem fließt ruhig durch den geraden Rücken. Er stabilisiert die Lendenwirbelsäule

Nach der Übung ruhen Sie gemeinsam: Sie in der Ausgangsposition, Ihr Partner setzt sich mit dem Rücken an Ihren. Rücken an Rücken aneinander gelehnt, fühlen Sie gemeinsam die neu gewonnene Kraft des Atems.

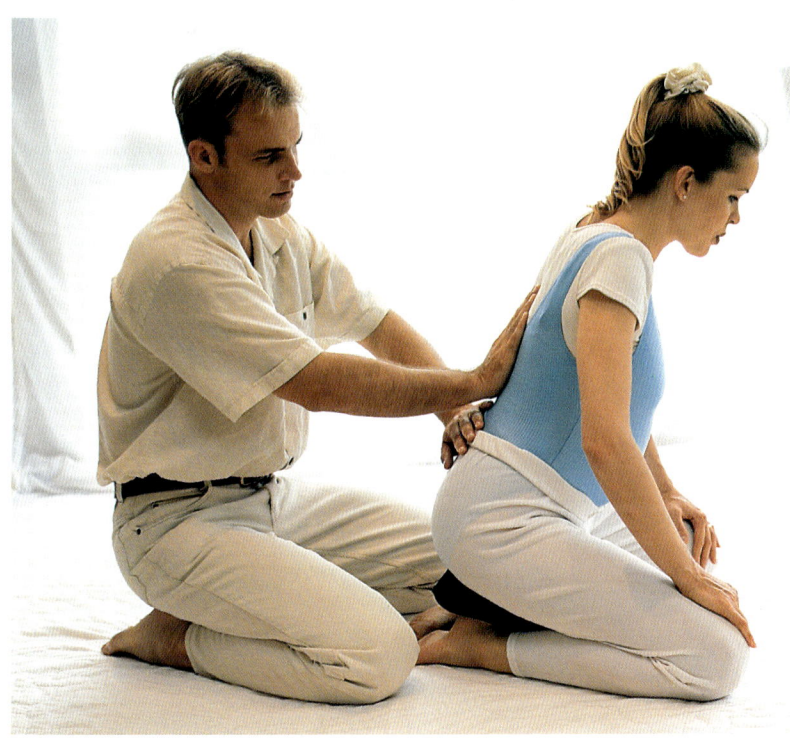

III.

DAS LETZTE DRITTEL

Übung: Das Gefäß

Öffnen Sie sich wie ein großes, weites Gefäß

Sie sollen bei dieser Übung nichts weiter tun, als alles mit sich geschehen zu lassen. Öffnen Sie sich wie ein Gefäß, das bald seinen wertvollen Inhalt ausgießen wird. Die angestrengte Rückenmuskulatur wird gedehnt, Beckenboden und Hüftgelenk werden von Widerständen befreit und geöffnet. Ihr Partner geht bei dieser Dehnung und Öffnung natürlich sehr behutsam vor.

▷ **Position:** Sie liegen mit angezogenen Beinen auf dem Rücken. Ihre Beine sind anfänglich so weit gespreizt, daß der Bauch bequem zwischen ihnen Platz findet. Ihr Mann kniet, steht oder hockt vor Ihnen und dehnt Ihre Beine jetzt so weit auseinander, daß es Ihnen gerade noch angenehm ist. Am Anfang können Sie Ihre Füße noch an seinem Körper abstützen.

▷ **Atem:** Nehmen Sie einen gemeinsamen Atemrhythmus auf, und zwar so, daß Ihr Atem ruhig fließt. Beachten Sie die Atempause. Sobald Sie bereit sind, beginnt Ihr Partner mit der Ausatmung Ihre Knie sanft auseinander zu schieben. Gegen Ende der Ausatmung halten Sie Ihre Position. In der Atempause entspannen Sie die Regionen, in welchen die Dehnung zu fühlen ist. Sobald Sie spüren, daß die Einatmung kommt, läßt Ihr Partner Ihre Knie locker, so daß die Einatmung sich in den zuvor gedehnten Partien ausbreiten kann. Die Einatmung

Hören Sie bei dieser Übung besonders auf Ihren Atemfluß

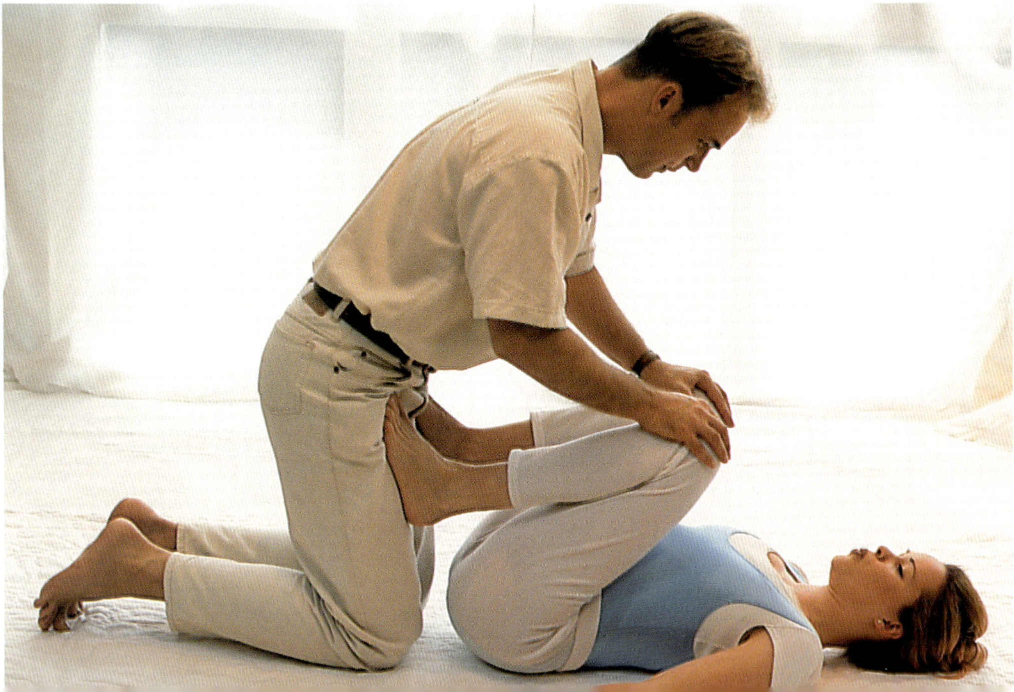

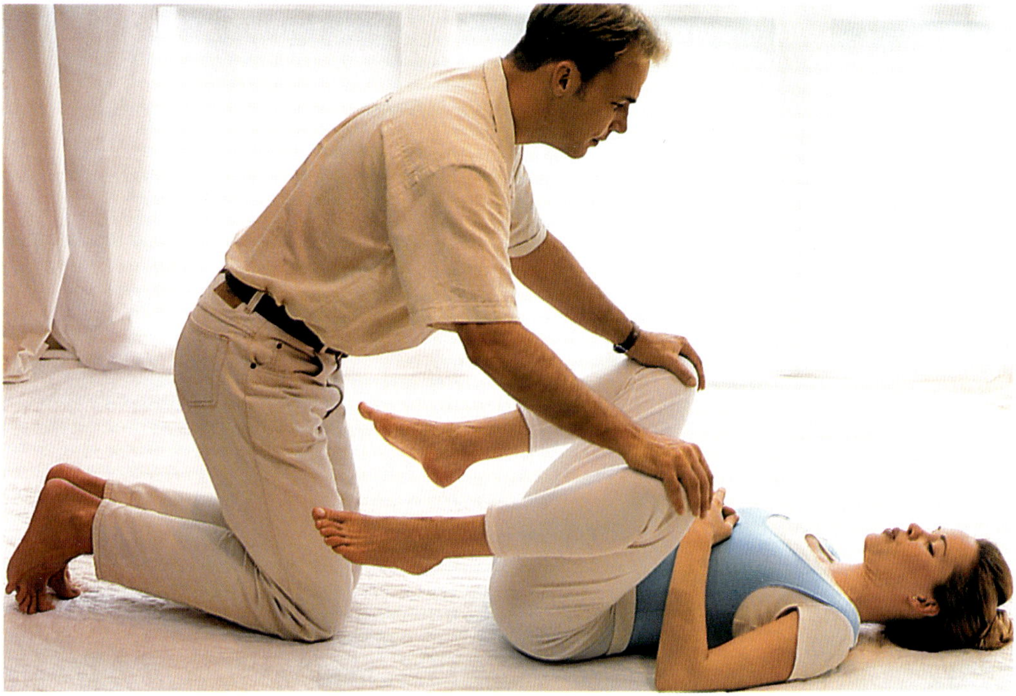

PARTNERÜBUNGEN

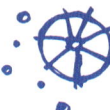

zieht deutlich die Lendenwirbelsäule entlang tief ins Becken. Dies führt zu einer Kräftigung der Atmung im Bereich der Lendenwirbelsäule und des inneren Beckens.

Erinnern Sie sich an die Übung »Hängematte« aus dem I. Kapitel (siehe S. 30).

▷ **Bewegung:** Die Beine werden sanft an den Körper der Frau herangedrängt, zunächst mäßig geöffnet, nach und nach in immer weiterer Öffnung. Jeweils mit der Ausatmung dehnen, mit der Einatmung etwas lösen.

▷ **Beachten:** Die Frau achtet darauf, daß sie sich hingibt. In die Dehnung sowie in die Öffnung. Machen Sie Ihre Ausatmung hörbar, um dem Partner die Aufnahme ihrer Spannungslage zu erleichtern. Der Partner achtet auf den Atemfluß der Frau. Auf diesen abgestimmt erfolgt die Bewegung.

Nach der Übung ist die Rückenmuskulatur entspannt, der Atem deutlich an der Lendenwirbelsäule und tief im Becken spürbar. Sie fühlen, wie jede Einatmung den Beckenboden öffnet.

Nur wenn sich Ihr Partner ganz auf Sie einstellt, können Sie sich dieser Übung hingeben

Richtig atmen 65

III. DAS LETZTE DRITTEL

Tonübungen als Vorbereitung zur Lautgebung bei der Geburt

Die Austreibungs- phase, die Nervosität und die zu hohe Anspannung finden durch die Stimme ein Ventil

Töne, Klänge, Laute sind als Unterstützung bei der Geburt weitgehend unbekannt und werden daher wenig genutzt. Ton, Klang und Laut sind jedoch hervorragende Geburtshelfer. Der Ton hilft beim Herausatmen, der Klang beruhigt, der Laut löst Spannungen. Mit Hilfe Ihrer Stimme können Sie also die drei größten Herausforderungen, die sich während der Geburt Ihres Kindes stellen, bewältigen.

Durch Stöhnen und Seufzen werden Sie unerwünschte Spannungen los

Der Laut ist ein relativ rasches Loslassen des Atems. Die Spannung des Atems sowie der umliegenden inneren Muskulatur wird begleitend von der Stimme gelöst. Sie haben das sicher beim Stöhnen und Seufzen schon selbst erlebt. Bei der folgenden Übung werden Sie spüren, wie dies zur Öffnung des Körpers beiträgt. Da der Laut die lösende Wirkung der Atmung verstärkt, ist diese Art der Ausatmung hervorragend geeignet zum Loswerden von unerwünschter innerer Spannung. Erinnern Sie sich an Ihre Erfahrungen in Kapitel II »Der Atem als Entspannungshilfe« (ab S. 54).

Übung: Der Schwamm

Der Laut kommt aus der Tiefe Ihres Inneren

Diese Übung kennen Sie bereits aus dem Abschnitt »Die Tiefatmung« (S. 22). Ihr Körper hat dabei den tiefen Atem erfahren. Aus dieser Tiefe kommt nun Ihr Laut. Wie schon der Name sagt – Sie werden laut sein. Ohne Übertreibung und nicht sehr laut, aber man wird Sie hören.

▷ **Position:** Sie sitzen mit tief nach unten hängendem Oberkörper auf einem Stuhl (siehe Abbildung S. 28).
▷ **Atem:** Zwei Atemphasen lang ruhen Sie in dieser Position. Nehmen Sie dabei deutlich die Tiefe Ihres Atems wahr. Nun lassen Sie sich von der Einatmung ein wenig nach oben heben. In der Ausatmung lassen Sie Ihren Oberkörper wieder fallen und begleiten dies mit einem Seufzer. Allmählich geht der Seufzer, der mit einem undefinierbaren Laut beginnt, in einen Vokal über.
▷ **Bewegung:** Die Einatmung richtet Sie jeweils durch ihren kräftigen Ansatz im Rücken auf. Mit der Ausatmung sinkt durch Entspannung der Oberkörper nach unten.
▷ **Beachten:** Stöhnen oder seufzen Sie nicht öfter als höchstens fünfmal hintereinander. Danach richten Sie sich auf und atmen normal weiter.

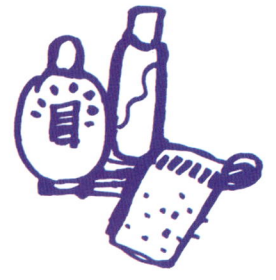

LAUTGEBUNG BEI DER GEBURT

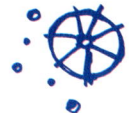

Nach der Übung werden Sie sich von Spannungen in der Tiefe Ihres Körpers befreit fühlen. Falls Sie mit Aufrichtung geübt haben, wissen Sie jetzt, wie Sie die innere Spannung lösen, während die äußere erhalten bleibt.

Das Lösen mit Hilfe des Lautes ermöglicht anschließende eine kräftige Einatmung

> WEITERE ÜBUNGEN, die sich zur Erfahrung mit dem Laut eignen sind: der Kutscher (siehe S. 20), die Katze (siehe S. 46) und das Päckchen (siehe S. 88).

Übungen mit Vokalen öffnen den Körper

Nach einiger Erfahrung mit den Lautübungen bilden Sie im Seufzen und Stöhnen einen Vokal. Der Vokal geht über die Entspannung hinaus bis zur Öffnung des Körpers. Um diese Öffnung zu unterstützen, eignen sich offene Vokale am besten. Ideal zur Vorbereitung des Körpers auf die Geburt sind die Vokale »a« und »o«. Achten Sie dabei auf lockere Lippen und eine offene Kehle. Die Öffnung und Freiheit der Kehle haben Sie mit der Übung »das Löwenmaul« (siehe S. 49) in Kapitel II schon erworben. Es ist zu empfehlen, diese im Zuge der Übungen mit der Stimme in Ihr Programm einzubauen.

Der Klang entsteht durch gleichmäßig dosiertes Abgeben der Luft. Gut geeignet sind klingende Konsonanten wie »m«, »s« oder »w«

Das Ausatmen auf Vokale führt uns vom Laut zum Klang. Haben Sie schon bemerkt, daß Ihre Stimme an Klang gewinnt, wenn Sie eine Zeit lang die Ausatmung durch Vokale gestalten? Es stellt sich ganz von alleine nicht nur Entspannung und Öffnung ein, sondern es hat sich in Ihrem Inneren auch schon eine kleine Luftsäule gebildet, die den Klang trägt. Schließt man den klingenden Konsonanten offene Vokale an, so wirkt dies entspannend und führt zur Öffnung des Körperinneren. Die Klänge werden im Unterschied zum Ton nicht lange gehalten.

> BEI DER KLANGERZEUGUNG ist eines immer zu beachten: Mit der Einatmung öffnet sich die Kehle. Gleichzeitig bildet sich die Luftsäule. In der Ausatmung bleibt die Kehle tief. Die Luftsäule behält für eine gewisse Zeit ihre Spannung. Dies ist durch die Aktivität des Zwerchfells möglich. Das geschulte Zwerchfell bietet dem Entweichen der Luft nämlich Widerstand.

An klingende Konsonanten werden offene Vokale angeschlossen

DAS LETZTE DRITTEL

Übung: Die Säule

Die Luftsäule wird zur Klangsäule

Diese Übung, in der Sie bereits die Luftsäule gefühlt haben (siehe S. 52), werden wir nun weiterentwickeln und die Luftsäule in eine »Klangsäule« verwandeln.

▷ **Position:** Im Sitzen oder Stehen mit geradem Oberkörper legen Sie eine Hand an den Kehlkopf, die andere Hand an den vorderen Zwerchfellrand oder gleich von Beginn an etwas tiefer.

▷ **Atmung:** Bei der Einatmung füllt die Luft den Abstand zwischen Ihren Händen. Die Ausatmung bringen Sie mit einem gesummten »m« zum Klingen. Dabei bewegen sich die Hände leicht nach unten. Am Ende der Ausatmung öffnen Sie den Mund und »lassen Ihren Vokal heraus«. Nach diesem kurzen Vokal atmen Sie die restliche Luft ab. Dieses kurze, feine »Abatmen« werden Sie bei der Geburt brauchen. Es gibt einen Moment in der Austreibungsphase, in dem Ihnen Arzt oder Hebamme sagen werden: Nicht pressen! Dann setzen Sie das »Abatmen« ein. Am Beginn der Klangerzeugung dient es dazu, eine zu hohe Spannungslage des eventuell noch ungeübten Zwerchfells zu verhindern.

▷ **Bewegung:** Die Hände bewegen sich nach unten, vor allem die, die auf dem Zwerchfell liegt. Je länger Sie den Ton halten, desto mehr zieht diese Hand in die Tiefe.

▷ **Beachten:** Ihre Kehle sollte in der Einatmung bereits geöffnet sein. Wenn Ihnen das schwerfällt, rufen Sie sich »das Löwenmaul« in Erinnerung. Achten Sie darauf, daß das »Abatmen« einen zu großen Anstieg der inneren Spannung verhindert. Diesen erkennen Sie an dem Gefühl der Atemlosigkeit.

Nicht vergessen: Am Ende der Übung die restliche Luft »abatmen«!

> WEITERE ÜBUNGEN, die sich für das Erzeugen von Klängen eignen, sind: der Kutscher (siehe S. 20), das Gummiband (siehe S. 70), das Gefäß (siehe S. 64), die Heuschrecke (siehe S. 76) und der Start (siehe S. 84).

Nach der Übung finden Sie zur Ruheatmung zurück. Mit einiger Erfahrung können Sie das »Abatmen« weglassen. Das Zwerchfell hat dann an Elastizität gewonnen und gelernt, sich rascher zu entspannen.

LAUTGEBUNG BEI DER GEBURT

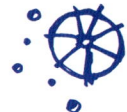

Die Luftsäule, deren Spannung während des Tones beibehalten wird, ist elastisch. Dieses kontinuierliche Schwingen des Atems, der den Ton trägt, fühlen Sie am besten mit Hilfe eines elastischen Widerstandes. Das kommt der tatsächlichen Reaktion Ihrer Atmung am nächsten.

Die Verlängerung des Klanges führt uns zum Ton. Die Voraussetzung für einen Ton ist der selbstverständliche Umgang mit Offenheit

DIE SPANNUNG DER LUFTSÄULE bleibt während der Erzeugung eines Tones erhalten. Der Ton erfordert eine kontinuierliche Gegenspannung der Atmung. Das Zwerchfell kehrt möglichst langsam in seine Ausgangsposition zurück. Das heißt, es bleibt in der Tiefe und damit der Gebärmutter nahe. Während des Tones behält des Zwerchfell seine elastische Spannung und unterstützt das Herausatmen des Babys. Der Ton ist getragen von der geführten Atmung. Erinnern Sie sich an »Das Führen des Atems« in Kapitel I: Geht das Zwerchfell bei nicht geführter Ausatmung rasch nach oben, so bleibt es bei der Erzeugung eines Tones an der Gebärmutter. Mit der nächsten Einatmung senkt es sich kraftvoll und schiebt in der Austreibungsphase das Baby ans Licht der Welt.

Der aktive Einsatz des Zwerchfells hilft beim »Herausatmen« des Babys

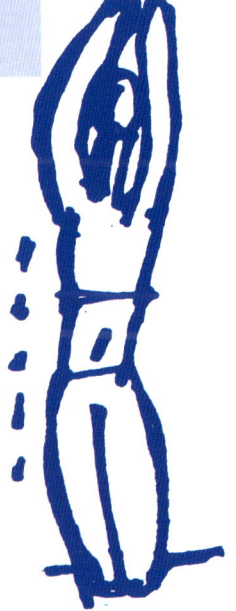

Richtig atmen

III. DAS LETZTE DRITTEL

Übung: Das Gummiband

Die Atemspannung bleibt in der Ausatmung erhalten

Die Übung wird es Ihnen leichter machen, die innere Spannung des Atems in der Ausatmung beizubehalten. In der nicht geführten Ausatmung geht das Zwerchfell in natürlicher Weise rasch nach oben. Wir wollen es dazu bringen, möglichst lange in den Abdominalbereich gesenkt zu bleiben. Dies zeigen wir ihm an durch das Gummiband, dessen Spannungslage das Zwerchfell übernehmen wird.

▷ **Position:** Sie sitzen im Königssitz (siehe S. 19) auf einem Stuhl. Zwischen Ihren Händen ist ein Gummiband locker gespannt.

▷ **Atem:** Aus einem ruhigen gleichmäßigen Atemrhythmus heraus gehen Sie über das Summen allmählich zu einem Vokal über (siehe S. 67 Klangerzeugung). Sobald Sie merken, daß der Klang Ihres Vokals frei und schwingend ist, dehnen Sie mit dem Vokal das Gummiband. Zunächst nur kurz, dann immer länger. Mir der Einatmung lösen Sie die Spannung des Bandes gerade so weit, daß der Atem sich ergänzen kann.

So entwickeln Sie ein Gefühl für den Wechsel zwischen dem Herausatmen und der Phase, in welcher Sie am besten nicht atmen

▷ **Bewegung:** Das Gummiband wird zwischen Ihren Händen gedehnt. Die Hauptrichtung ist dabei abwärts. In einem fortgeschrittenem Übungsstadium lösen Sie die Spannung des Bandes mit der Einatmung immer weniger. Das tun Sie aber erst dann, wenn Sie ein deutliches Gefühl dafür bekommen haben, daß das Zwerchfell tief bleibt.

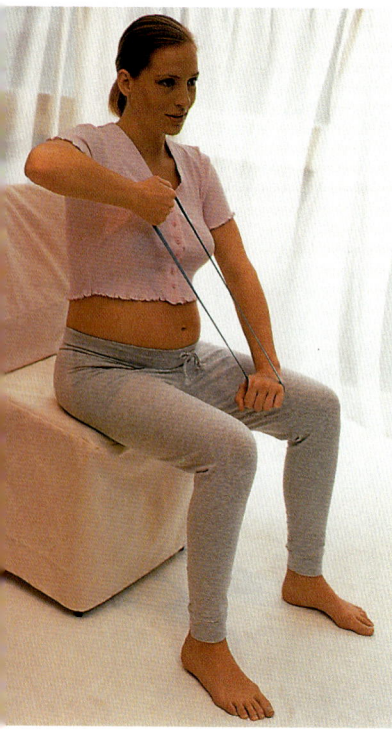

▷ **Beachten:** Die Offenheit in Körper und Kehlkopf bleibt während des Tones erhalten. Sie machen es dann richtig, wenn der Ton einen angenehmen kontinuierlichen Klang hat. Auch wird der gute Ton bei dieser Übung mit wachsendem Training von selbst lauter. Das ist dann das Zeichen dafür, daß Sie richtig üben und das Zwerchfell an Kraft gewinnt.

Nach der Übung lösen Sie die Spannung Ihres Bandes. Lassen Sie Ihren Atem sich ausruhen. Er hat viel gearbeitet, also seine Ruhe verdient. Ich empfehle Ihnen, gelegentlich das »Abatmen« an diese Übung anzuschließen. Das brauchen Sie dann, wenn Ihnen gesagt wird: »Nicht mehr pressen.« Diese Übergangsphase ist gar nicht selbstverständlich. Ihre Atmung muß aus dem Zustand der höchsten Aktivität in eine völlige Passivität wechseln, um den Kopf des Babys möglichst sanft austreten zu lassen. Wir werden darauf noch in Kapitel IV, im Abschnitt »Das Pressen« zu sprechen kommen. In der Zwischenzeit schließen Sie einfach an manche Tonübungen dieses Herauslassen einer kleinen restlichen Luftmenge an.

LAUTGEBUNG BEI DER GEBURT

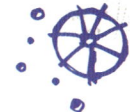

Übung: Der Steigbügel

Als Abschluß unserer Übungen mit Tönen, Klängen und Lauten lernen Sie mit dem Steigbügel eine Übung kennen, die für das »Herausatmen« des Kindes in der Austreibungsphase geeignet ist. Sie können die Übung selbst während der Geburt anwenden oder sie sich so einprägen, daß Sie es schaffen, sie schon in Ihrer Vorstellung nachzuempfinden.

▷ **Position:** In Rückenlage fädeln Sie die Füße in die Gurte wie in einen Steigbügel ein. Ihre Beine sind weit gespreizt, der Beckenboden ist geöffnet. Das andere Ende der Gurte halten Sie in den Händen. Achten Sie auf eine bequeme Lage der Lendenwirbelsäule.

▷ **Atem:** Sie atmen so in die Tiefe ein, daß Sie deutlich das Senken des Zwerchfells in Richtung Gebärmutter fühlen. In der Ausatmung ziehen Sie mit den Füßen weg vom Körper, die Hände geben Gegenhalt. Die Ausatmung wird nun zuerst mit einem Klang dann mit einem Ton intensiviert. Jede neue Einatmung senkt das Zwerchfell kraftvoll. Nach höchstens fünf Atemphase machen Sie eine längere Ruhepause.

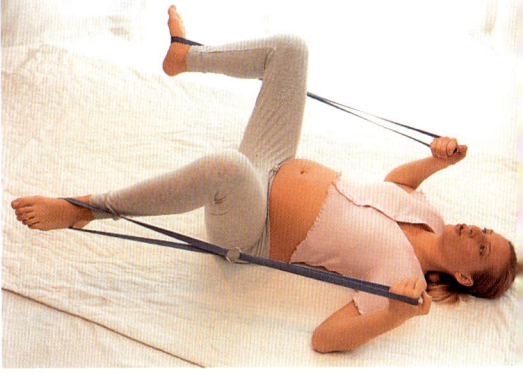

Die Kraft des Zwerch- fells ist nach unten gerichtet bei maximaler Öffnung

Ihr Körper ist weit geöffnet

▷ **Bewegung:** Die Füße ziehen nach unten, die Hände nach oben, immer fein auf die Elastizität des Gurtes reagierend. Die Beine gehen etwas nach außen, damit der Beckenboden seine maximale Öffnung erreicht.

▷ **Beachten:** Diese Übung ist einzustellen, sobald die Senkwehen einsetzen. Bis zum Zeitpunkt der Geburt darf sie dann nicht mehr angewendet werden – außer natürlich in Ihrer Vorstellung.

Nach der Übung lassen Sie der Atmung Gelegenheit, sich zu erholen. Finden Sie einen langsamen gleichmäßigen Rhythmus. Spüren Sie der Kraft des Zwerchfells nach.

> **ÜBUNGEN MIT TÖNEN UND KLÄNGEN** ermöglichen die größte Kraftentwicklung des Zwerchfells nach unten. Mit etwas Übung wird Ihnen Ihr Körper von selbst sagen, was Sie in welcher Phase der Geburt brauchen. Üben Sie täglich und vertrauen Sie auf Ihren Instinkt.

III.

DAS LETZTE DRITTEL

Atemhilfe für den Alltag

Inzwischen sind Sie schon voller Erwartung auf die herannahende Niederkunft. Verständlicherweise macht sich in diesen letzten drei Monaten auch meist ein wenig Ungeduld bemerkbar. Sie haben zwölf bis fünfzehn Kilo zugenommen, und auch wenn der Bauch wunderschön ist, möchten Sie schön langsam wieder in normale Kleider passen.

Das Atemübungsprogramm hat Sie bis zu diesem Zeitpunkt mit Kondition, Entspannungshilfen, mit Schwingungen und Vibrationen, aber vor allem mit Erfahrungen durch die ersten Monate der Schwangerschaft begleitet. Sie haben Ihren Körper innerlich und äußerlich besser kennengelernt, ihn vielleicht anders erlebt als je zuvor.

> BEHALTEN SIE IHR ÜBUNGSPROGRAMM BEI – Sie können es ohne weiteres modifizieren. Wahrscheinlich hat sich Ihr Tempo generell verlangsamt, und auch der Atemrhythmus ist langsamer geworden. Geben Sie diesem natürlichen Bedürfnis nach und seien Sie einfach langsamer. Die Kurzatmigkeit in dieser Zeit hat meist ihre Ursache darin, daß Sie versuchen, sich so zu verhalten, als wäre alles wie immer.

Konzentrieren Sie sich auf die Wahrnehmung des Zwerchfells, auf die feine Atemschwingungswelle, die ihren Körper durchströmt

Ihr Kind ist inzwischen so groß, daß es bis an das Zwerchfell heranreicht. Auf dieses übt die Gebärmutter Druck aus. Sie können sich vorstellen, wie das Zwerchfell reagiert – es versucht auszuweichen, läßt sich in den Brustkorb abdrängen.

Helfen Sie dem Zwerchfell, nicht der Trägheit zu verfallen. Sie brauchen es demnächst mit seiner vollen Kraft, die wahrscheinlich noch niemals annähernd so gefordert worden ist.

Das erste Signal für Kurzatmigkeit ist eine starke Bewegung in den Rippen, gefolgt von verstärktem Herzklopfen. Sobald Sie diese Anzeichen fühlen, unterbrechen Sie, was immer Sie gerade tun.

Werden Sie kurz- atmig, machen Sie sofort eine Pause

Die erste Maßnahme heißt: Ruheposition und ruhig und langsam ausatmen – auch und gerade dann, wenn Sie das Gefühl haben, zu wenig Luft zu haben.

HILFE FÜR DEN ALLTAG

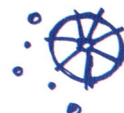

Übung: Der Fächer

Diese Übung entspannt den Brustkorb und führt ihn in seine elastische Normalreaktion zurück. Sie beseitigt das Gefühl der Atemnot meist schon nach zwei bis drei Atemphasen.

▷ **Position:** Sie sitzen im Königssitz (siehe S. 19) auf einem Stuhl. Legen Sie beide Hände an die Ränder des Brustkorbs, so daß die Hände an den Rippen, nicht in der Taille liegen.
▷ **Atem:** Bei der Ausatmung drücken Sie die Rippen mit Hilfe der Hände zusammen. Lassen Sie mit der Einatmung die Rippen wieder los. – Sie lassen die Einatmung nur einströmen, keinesfalls holen Sie Luft. Mit jeder Atemphase drücken Sie die Rippen etwas mehr zusammen. Es soll möglichst viel verbrauchte Luft entweichen.
▷ **Bewegung:** Falls es Ihnen angenehm ist, können Sie sich im Laufe der Übung nach vorne neigen, um den Brustkorb noch besser zu entspannen.
▷ **Beachten:** Üben Sie anfangs höchstens drei Atemphase lang. Dann atmen Sie drei Atemphasen ruhig nach und können die Übung wiederholen.

Nach der Übung ist das Öffnen und Schließen des Brustkorbs in der Ein- und Ausatmung deutlich und mühelos – wie die Bewegung eines Fächers.

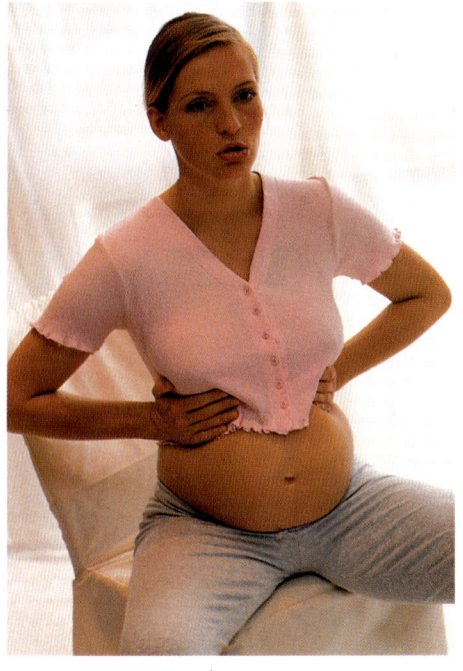

Der Fächer entspannt den Brustkorb und beugt Atemnot vor

KURZATMIGKEIT hat außer der Lage und Größe des Kinder noch eine zweite häufige Ursache: Streß in jeder Form. Der Teufelskreis von Streß, erhöhter Herzfrequenz, erhöhter Atemfrequenz und wiederum Streß führt immer zu hoher Atmung. Zum jetzigen Zeitpunkt kommt die Belastung der Atmung durch die Größe und Lage des Kindes dazu. Die Neigung zu kurzer Atmung wird dadurch begünstigt.

III.

DAS LETZTE DRITTEL

Übung: Der Hebel

Der Rücken soll das Gewicht aufnehmen, der Atem seinen Weg entlang der Lendenwirbelsäule wieder finden. Die Rückenmuskulatur wird durch die Bewegung des Beines gedehnt und entlastet.

▷ **Position:**
Sie liegen entspannt auf dem Rücken. Ein Bein ist aufgestellt, um die Lendenwirbelsäule zu entlasten. Das andere Bein wird dem Partner, der neben Ihnen kniet oder hockt, in die Hand gegeben. Er faßt es mit einer Hand. Seine andere Hand liegt auf Ihrer Schulter.

▷ **Atem:** Mit jeder Ausatmung dehnt Ihr Partner Ihr Bein sanft in Richtung Ihres Kopfes. Die fast von selbst erfolgende, fließende Ausatmung lassen Sie in die Atempause gleiten und lösen damit alle Spannung.

Schicken Sie Ihren
Atem in die Tiefe

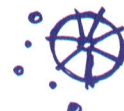

Mit beginnender Einatmung wird der Hebel des Beines etwas zurückgenommen.

▷ **Bewegung:** Das Bein wird einem Hebel ähnlich hin und her bewegt. Dabei ist jeweils die Bewegung in Richtung Kopf deutlich stärker, als zurück. Die Schulter nähert sich mit jeder Ausatmung mehr dem Boden. Einerseits dadurch, daß die Frau in der Schulter nachgibt, zum anderen durch den sanften Druck, den der Partner ausübt.

▷ **Beachten:** Geben Sie sich mit der Ausatmung der Dehnung und Entspannung hin. Das ist eine gute Vorübung für die Wehen, in denen starke Dehnkräfte das Geschehen bestimmen. Der Partner setzt den Hebel immer nur sehr behutsam in Bewegung.

Nach der Übung ruhen Sie in der Dünenposition (siehe S. 24) nach. Fühlen Sie die Entspannung in Rücken und Schultergürtel. Behalten Sie den Atemrhythmus der Übung bei.

Der Atem findet den Weg über den Rücken

> DIE KURZATMIGKEIT und auch das unangenehme Druckgefühl auf den Magen wird zum Zeitpunkt, da die Senkwehen eintreten, nachlassen. Wenn das Baby hinunterrutscht, ruht sein Gewicht tief im Becken, sozusagen in »Startposition«. Dadurch entsteht wieder mehr Platz im oberen Bauchraum, das Zwerchfell kann sich wieder besser senken. Jetzt ist es Zeit, Die Kraft der Atems deutlich ins Bewußtsein zu holen.

Vermeiden Sie Streß- situationen. Üben Sie sich in Gelassenheit

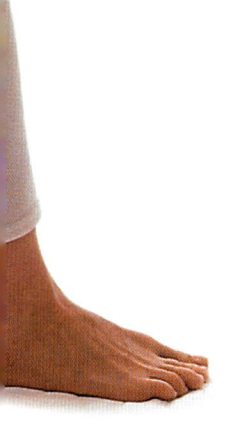

III.

DAS LETZTE DRITTEL

Übung: Die Heuschrecke

Mit dieser Übung erwecken Sie ihre Tiefatmung wieder. Die Kraft kehrt zurück in den Abdominalbereich. Der angestrengte Rücken wird durch den Atem massiert. Sie stärken den Halt in der Lendenwirbelsäule.

Massieren Sie Ihren Rücken mit Ihrem Atem

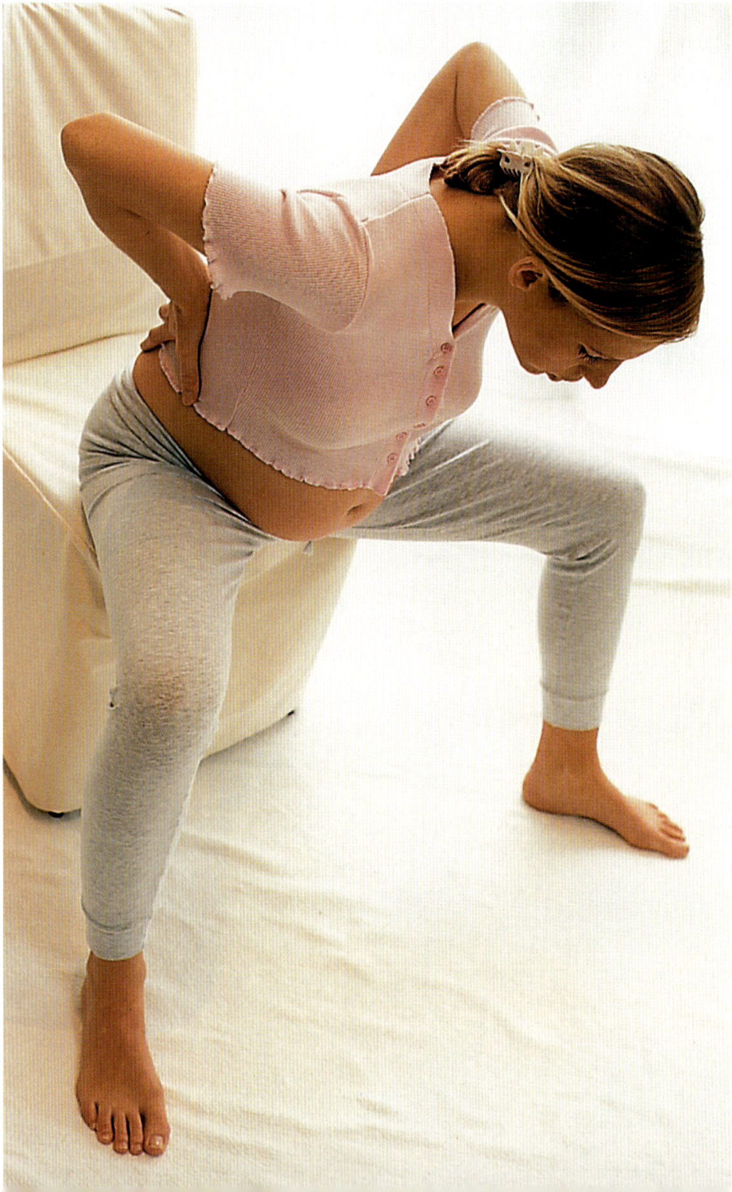

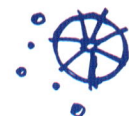

▷ **Position:** Sie sitzen auf einem Stuhl mit nach vorne geneigtem Oberkörper. Ihre Hände liegen auf dem hinteren Rand des Zwerchfells. Ihr Gewicht ruht im Becken.
▷ **Atem:** Mit der Ausatmung drücken Sie gegen Ihre hinteren Rippen. Diese verschmälern sich unter Ihren Händen fühlbar. In der Einatmung gleiten Sie mit den Händen am Rücken abwärts. Die Einatmung weitet Ihren Rücken zu den Händen hin.
▷ **Bewegung:** Die Hände gleiten nach und nach abwärts. Um die Übung zu verstärken, neigen Sie sich immer weiter nach vorne. Dadurch gewinnen Sie an Kraft.
▷ **Beachten:** Lassen Sie den Bauch locker zwischen den Beinen hängen. Sein Gewicht wird vom Rücken getragen. Je weiter Sie sich nach vorne neigen, desto mehr Gewicht hat der Rücken zu tragen.

Nach der Übung ruhen Sie in aufrechter Sitzposition (Königssitz, siehe S. 19). Schicken Sie die Einatmung den Rücken entlang in das Becken. Atmen Sie in langsamen genußvollen Atemzügen ein. Lassen Sie Ihre Rippen sich in der Ausatmung verschmälern. Der Atem hat damit seine Tiefe und Kraft wieder erlangt.

Der Atem gewinnt im Rücken den Raum, der ihm im Bauchbereich durch die Größe des Kindes abhanden gekommen ist

> **DIE SENKWEHEN** sind eine Art Generalprobe für die Geburt. Sie ähneln in vielem den späteren »richtigen« Wehen: Die Gebärmutter kontrahiert, um das Kind nach unten zu schieben, dabei wird der Bauch hart. Meist geht dies mit einer Verspannung des Beckenbodens einher. Das »Wegatmen« dieser Verhärtung ist ein gutes Training für die Geburt.

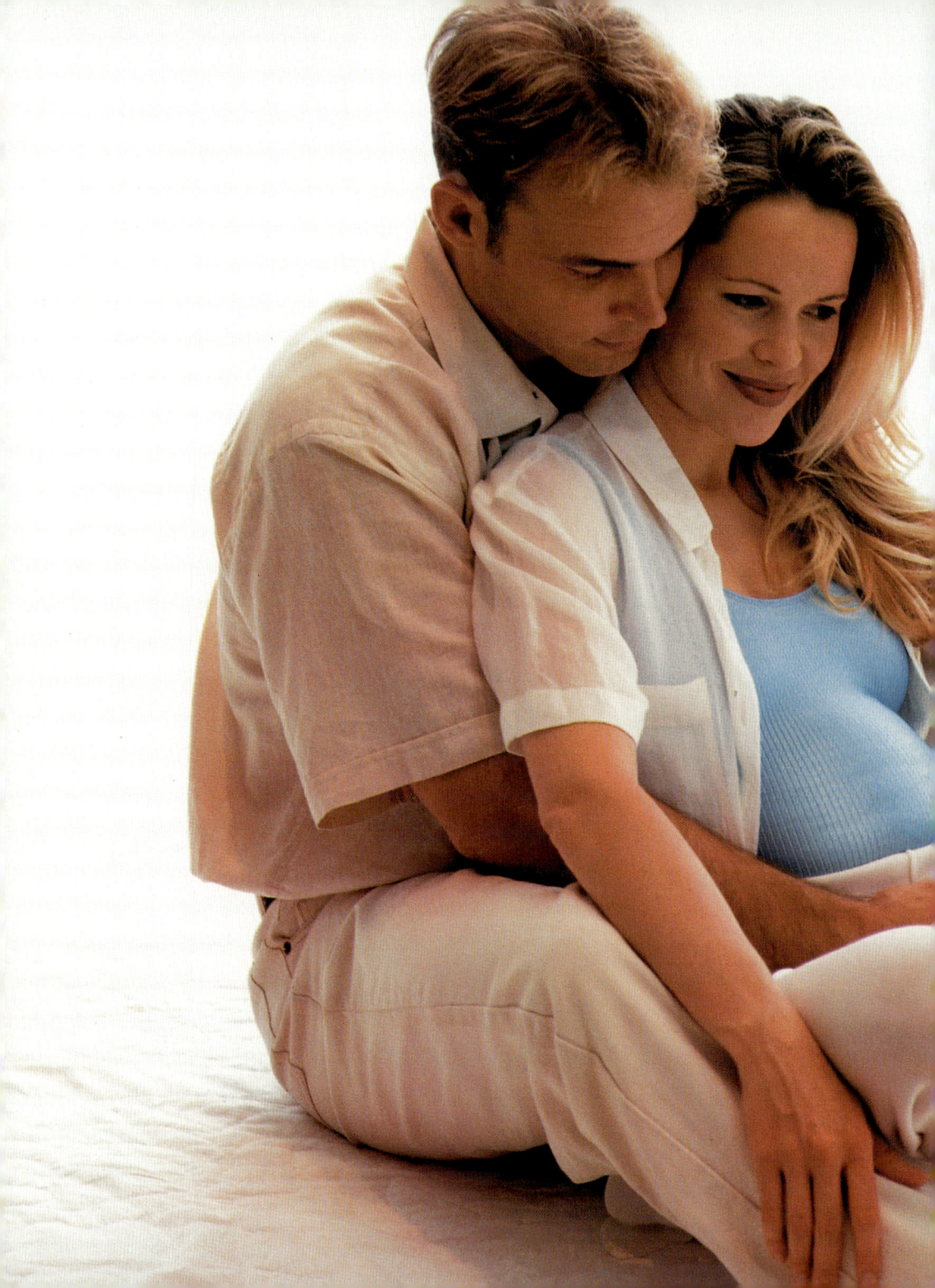

IV. Die Geburt

*Das große Ereignis rückt in greifbare Nähe.
Ihr Hormonspiegel verändert sich.
Es kommt zur Einschränkung anderer
Körperfunktionen. Die Gebärmutter
beginnt mit ihrer Vorbereitungsarbeit*

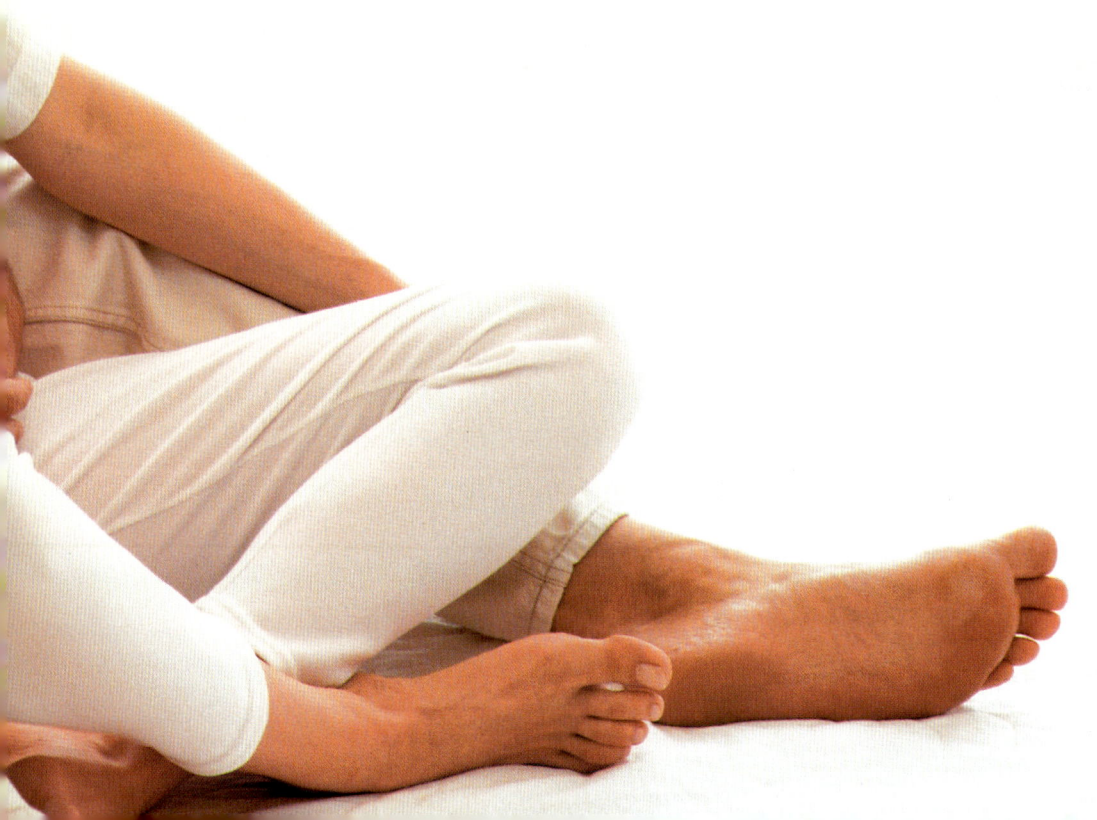

IV. DIE GEBURT

Unterstützen Sie die Geburt durch Ihre »aktive Hingabe«

Ich möchte noch einmal betonen, wie wichtig es ist, daß Sie für die Geburt bereit sind – seelisch, geistig und körperlich. Jedes Zögern, jeder Zweifel, jede Angst führen zu Verengung. Der Körper verschließt sich, wo er sich öffnen sollte. Der Atem reduziert sich, wo er seine ganze Kraft nach außen tragen sollte.

Immer wenn man sich dem Schmerz, der Angst stellt, sie durchlebt, geht man daraus gestärkt, stolz und beglückt hervor. Lehnen Sie den Schmerz nicht ab. Erwarten Sie ihn und kommen Sie ihm entgegen. Sie müssen keinen Schein wahren. Weder sich selbst noch Ihrem Partner gegenüber und am allerwenigsten dem Entbindungsteam gegenüber. Alle diese Menschen können Sie am besten unterstützen, wenn Sie sich ihnen in »aktiver Hingabe« anvertrauen.

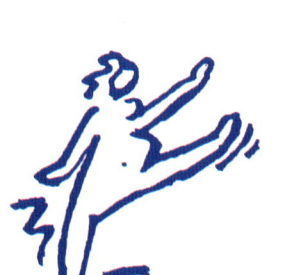

> SCHMERZ GEHÖRT DAZU. Die Geburt ist ein elementares Ereignis. Ich sage Ihnen nicht, Sie werden keine Schmerzen haben. Ich zeige Ihnen aber, wie Sie dem Schmerz begegnen können, damit die Geburt Ihres Kindes vor allem das bringt, was die Natur vorgesehen hat: Freude.
>
> Bei der Geburt braucht Ihr Körper Ihre gesamte Aufmerksamkeit. Keinen Augenblick darf sie ihm entzogen werden. Kraftvolle Mitarbeit bei körperlichen Vorgängen und »aktive Entspannung« wechseln einander ab.

Die Atmung während der Wehen

Öffnen Sie sich, um Ihrem Kind den Eintritt in die Welt zu erleichtern

Die Wehen haben zur Aufgabe, den Körper für die Austreibungsphase zu öffnen. Man spricht von Eröffnungsphase. Der Muttermund wird nach und nach größer. Der Gebärmutterhals (Cervix) verstreicht, das bedeutet, der »Austrittskanal« der Gebärmutter weitet sich. Der Muttermund wächst zu einer Größe von 10 cm an, um dem Kopf des Kindes Raum zu geben. Der Beckenboden, insbesondere die Scheide, bereitet sich durch das Weiten ihrer Öffnung und das Erweichen der Sehnenplatten darauf vor, dem Baby den Austritt in die Welt zu ermöglichen.

WÄHREND DER WEHEN

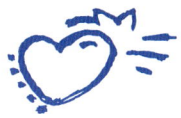

DER ATEM BEGEGNET DER WELLE DER WEHE. Er geht in sie hinein und läßt bei ihrem Zurückweichen gemeinsam mit ihr los. Der Atem reagiert dabei auf den Rhythmus, der ihm vom Körper vorgegeben ist. Keinesfalls wird dieser Rhythmus willentlich bestimmt. Mit dem willentliche Erzwingen eines bestimmten Atemrhythmus' würden Sie gegen Ihren Körper arbeiten. Sie sollen jedoch im Zusammenspiel von Atem und Pulsation der Wehe den Geburtsvorgang beschleunigen. Je besser Sie der Wehe mit dem Atem begegnen, desto rascher kann die Eröffnungsphase fortschreiten.

Gehen Sie auf den Rhythmus Ihres Körpers ein

Die Eröffnung geschieht mit Hilfe von Muskelkontraktionen. Das ist ein pulsierendes Zusammenziehen der Muskulatur. Diesem folgt das Dehnen der Muskeln und Sehnen. Gewaltige Veränderungen finden statt: Der gesamte Abdominalbereich öffnet sich, ebenso der Beckenknochen, der vorübergehend weicher wird, um nachgeben zu können, wenn das Baby hindurchgleitet. Diese kolossale Arbeit des Körpers erstreckt sich über Stunden. Der Körper wählt dafür die ökonomischste Form der Arbeit – die rhythmische.

In stetig ansteigendem Rhythmus wechseln sich Aktion und Ruhephasen ab. Immer wenn die Welle der Wehe herankommt, wissen Sie: Der Körper wird wieder ein Stück weiter geöffnet.

Je mehr Sie in den Schmerz hineinatmen, desto geringer wird dieser sein. Denn der Atem macht Sie weich, er öffnet Sie gleichzeitig mit allen anderen Kräften. Die Multiplikation dieser Kräfte fördert eine rasche Geburt; der Widerstand dagegen würde bremsen.

Atmen Sie dem Schmerz entgegen

Mit der ersten Wehe wählen Sie eine Position, die es Ihnen ermöglicht, bis zum Beckenboden durchzuatmen. Förderlich dafür sind: alle Positionen in hockender Stellung, breite Grätschstellungen mit nach vorne geneigtem Oberkörper sowie die Seitenlage mit angezogenen Beinen. Dabei sollte das obere Knie von Kissen unterstützt werden. Worauf Sie achten sollten: Weite im Beckenboden, angenehme Stellung der Lendenwirbelsäule, mit Schwerpunkt der Rundung nach hinten.

Reagieren Sie sofort bei Einsetzen der Wehen

IV.

DIE GEBURT

Vorteilhafte Positionen während der Eröffnungsphase

Nehmen Sie jeweils die Grundstellungen für die in den vorangegangenen Kapiteln beschriebenen Übungen ein (die Bewegungen können Sie ignorieren). Ihr Atem richtet sich ausschließlich nach der Pulsation der Wehe.

Der Ball aus Kapitel I, Kennenlernen des Atems (siehe S. 21). Sie wählen dafür die Ausgangsstellung. Lassen Sie Ihren weit geöffneten Beckenboden in das Kissen sinken. Jeder nahenden Wehe schicken Sie Ihren Atem entgegen und weich in das Kissen hinein. Bei Verebben der Wehe lassen Sie sich mit der Ausatmung auf Ihr Kissen nieder.

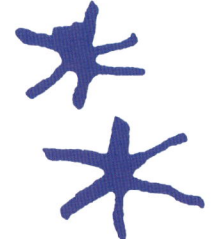

Die Seerose aus Kapitel I, Tiefatmung (siehe S. 25). Dabei legen Sie Ihr Kissen unter das Steißbein. Der Vorteil dieser Position liegt in der weiten Öffnung des Beckenbodens.

Der Tisch aus Kapitel I, Tiefatmung (siehe S. 31). Diese Position eignet sich für Frauen deren körperliche Kondition gut ist. Der Rücken muß völlig gerade sein. Die Position hat den Vorteil, daß die Rückenmuskulatur Halt bietet. Dadurch ist die Muskulatur rund um die Gebärmutter frei von Haltespannung.

Die Katze aus Kapitel II, Anfreunden mit dem Bauch (siehe S. 46). Sie lehnen sich dabei mit dem Rücken in den Arm Ihres Partners. Das Gewicht des Bauches wird vom Partner getragen.

Die Verbeugung aus Kapitel III, Atemübungen mit dem Partner (siehe S. 63). Ihr Partner dient Ihnen dabei als flexible Rückenlehne.

Die Heuschrecke aus Kapitel III, Atemhilfe im Alltag (siehe S. 76). Sie können für diese Position sitzen oder stehen. Im Sitzen legen Sie sich Ihr Kissen unter das Gesäß.

Machen Sie sich mit Ihrer Lieblingsposition vertraut

Wichtig ist, daß Sie selbst herausfinden, welche Position für Sie die beste ist. Wie immer gilt: AUSPROBIEREN – ERLEBEN – ENTSCHEIDEN. Wahrscheinlich werden Sie während der Eröffnungsphase verschiedene Positionen einnehmen. Ich möchte Ihnen noch zwei weitere Position vorschlagen, wovon sich die erste auch als Entspannung zwischen den Wehen eignet, die zweite als Position während der Geburt.

WÄHREND DER WEHEN

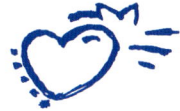

Übung: Der Ozean

Falls Sie schon in der Schwangerschaft festgestellt haben, daß die Seitenlage für Sie angenehm ist, wird Ihnen diese Position sicher zusagen. Sie liegen dabei und reagieren auf den von der Natur vorgegebenen Rhythmus.

Die kommenden und gehenden Wehen sind wie die Wellen des Meeres. Sie folgen ihrem eigenen Rhythmus

▷ **Position:** Legen Sie sich mit angewinkelten Beinen auf die Seite. Zwischen Ihren Knien befindet sich ein Kissen. Auch eine Wärmflasche kann sehr angenehm wirken.

Sie können sich auch auf mehrere Kissen betten. Gut ist eines unter dem Kopf. Daran kann sich auch eine Ihrer Hände festhalten, während die andere den Unterbauch stützt. Wenn die Wehe sehr stark ist, hilft das Aufstützen der Hand vor Ihrem Bauch. Sie können sich so etwas hochdrücken, wenn Sie zum Schmerz hinatmen.

▷ **Atem:** Die Wellenbewegung der Wehe, ihr Kommen und Gehen, bestimmt Ihren Atem. Das Wichtigste ist, daß Sie sich auf diesen Rhythmus einstellen. Kaum fühlen Sie das Herannahen der Welle, atmen Sie dieser entgegen. Sie atmen in die Welle und damit in den Schmerz hinein. Mit dem Zurückweichen der Welle atmen Sie den Schmerz aus sich heraus. Unterstützen Sie dies mit einem Ton, wie Sie es in den Übungen mit Ton als Vorbereitung auf die Geburt ausprobiert haben.

▷ **Bewegung:** Sollten Sie das Bedürfnis haben, die Position zu wechseln, so spricht nichts dagegen. Ich empfehle Ihnen jedoch, nicht zu häufig zu wechseln. Es ist schwierig, dann wieder in den Rhythmus zu kommen, und darauf kommt es an.

Ihre Atmung paßt sich dem Rhythmus der Wehe an

▷ **Beachten:** Achten Sie besonders bei stärkeren Wehen darauf, daß Sie nicht zu viel einatmen. Dosieren Sie die Einatmung.

Manchmal ist es angenehm, in der Wehenpause diese Position beizubehalten. Gehen Sie dann einfach in die Entspannungsatmung über.

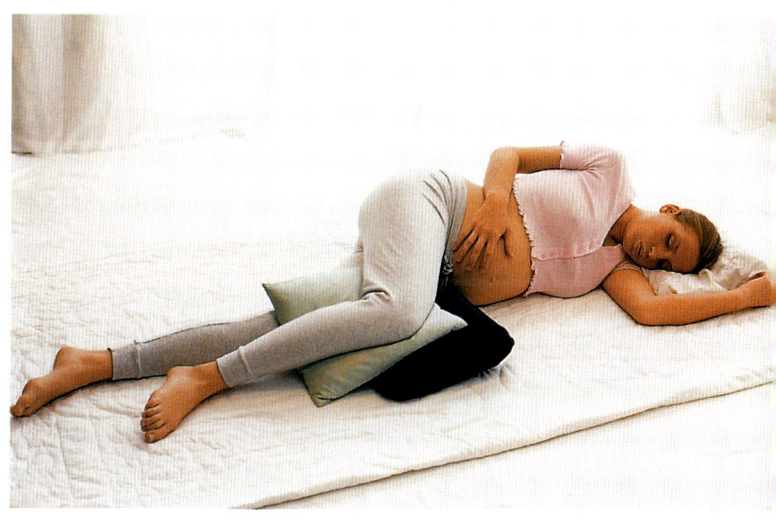

Richtig atmen

IV.

DIE GEBURT

Übung: Der Start

Zwischen den Wehen kann man aus dieser Position gut ein bißchen herumgehen

Kurz vor dem endgültigen Start ist diese Position gut für Sie, wenn Sie gerne zwischen ruhiger Haltung und Bewegung wechseln. Aus ihr heraus können Sie in fließendem Übergang herumgehen. Falls Sie vorhaben, Ihr Baby im Stehen zur Welt zu bringen, so ist die Startposition dafür geeignet.

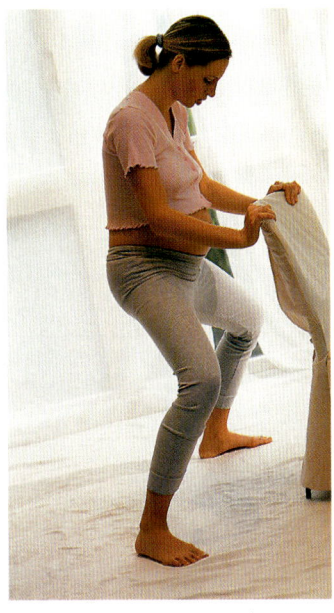

▷ **Position:** Im Stand mit breit gegrätschten Beinen. Halten sich mit den Händen etwa in Brusthöhe an etwas fest. Ihr Halt muß sehr stabil sein, wie zum Beispiel das Kopfende eines Bettes, eine Sprossenwand, ein schwerer Stuhl, auch die Unterarme Ihres Partners sind geeignet. Achten Sie auf eine gerade Lendenwirbelsäule.

▷ **Atem:** Der Atem während der Wehen ist immer wie in der Position »das Boot« (S. 92) beschrieben. In der Startposition können Sie sich zusätzlich die Schwerkraft zunutze machen. Ihr Atem geht der Welle entgegen, durch sie hindurch und fließt in breitem Strom zu Boden.

▷ **Bewegung:** Sie können eventuell die Beine beugen wenn Sie der Welle entgegenatmen. Drücken Sie dabei die Knie nach außen, um die Weite im Beckenboden zu unterstützen.

▷ **Beachten:** Achten Sie auf einen geraden Rücken. Ist die Lendenwirbelsäule zu stark gekrümmt, wird der Schmerz verstärkt. Achten Sie darauf, daß der Atem eine Schwingungswelle bleibt und nicht nach unten gedrückt wird.

Die Atmung zwischen den Wehen

Die Zeit zwischen den Wehen ist wichtig zur Erholung und um Kraft zu schöpfen. Die Wehen kommen und gehen in rhythmischen Abständen. Wie bereits erwähnt, ist die Arbeit, die der Körper während der Wehentätigkeit vollbringt, eine elementar anstrengende. Durch Ihr intensives Mitwirken und Ihre gleichzeitige Hingabe wird die Wehentätigkeit erleichtert und beschleunigt. Dennoch steht es außer Frage, daß diese lange Phase der Vorbereitung auf die eigentliche Geburt sowohl körperlich wie auch seelisch–geistig außerordentlich anstrengend ist.

Entspannen Sie sich nach Verebben der Wehe

Bei manchen Frauen ist der Blutdruck so niedrig, daß sie in den Wehenpausen schlafen. Verhindern Sie das nicht, weil Sie glauben, irgend

WEHENPAUSEN

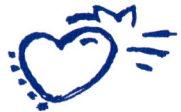

etwas tun zu müssen. Schlafen Sie und Sie werden sich herrlich entspannen. Aber wecken Sie Ihren Atem gleich beim Erwachen mit zwei vollen Atemzügen, Gähnen oder Stöhnen auf, um der kommenden Wehe begegnen zu können.

Nutzen Sie die Zeit zwischen den Wehen um sich sowohl körperlich, wie auch geistig auszuruhen

Wenn Wehentätigkeit einsetzt, sind die meisten Frauen noch zu Hause. Die erste Wehenpause ist lang genug, um sich der Entspannung hinzugeben. Bedenken Sie von Beginn an, daß sie Ihre Kräfte schonen müssen. Es ist möglich, daß Sie in Panik geraten. Besonders, wenn das Ihre erste Geburt ist. Zügeln Sie Ihre Unruhe vom ersten Moment an durch Ihren Atem. Zeigen Sie Ihrem Atem den Weg in die Ruhe. Sagen Sie Ihrem Kind, daß Sie die Reise ans Licht der Welt in Ruhe und Kraft gemeinsam bewältigen werden.

Sobald Sie fühlen, daß die Welle der Wehe verebbt ist, nehmen Sie eine bequeme Körperposition ein. Lassen Sie Ihren Atem vom Zwerchfellansatz im Rücken aus abwärts rinnen. In der Ausatmung lassen Sie ihn mit einem leichten Stöhnen los. Auch Ihr Atem hat gerade schwer gearbeitet, auch er braucht jetzt Erholung.

Sobald die Welle der Wehe verebbt ist, nehmen Sie eine bequeme Haltung ein

Der Atemrhythmus soll seinen Weg in die Ruheatmung wieder finden. Während der Wehe folgt der Rhythmus Ihres Atems dem Rhythmus, in welchem die Wehe kommt und geht. Der Atem wird – einerseits indem er dem körperlichen Geschehen folgt, zum anderen durch Ihre bewußte Steuerung – aus seiner Ruhe in die Anstrengung geführt. Sie haben Ihn dazu benutzt, die Öffnung zu unterstützen. Er hat Ihnen geholfen, gut mit dem Schmerz umzugehen. Der Atem soll nun in der Erholungsphase zwischen den Wehen wieder in seinen Ruherhythmus kommen können. Das bedeutet für Sie und Ihr Kind Entspannung. Mit dem Einpendeln in den Ruherhythmus schöpft der Atem neue Kraft.

Bewahren Sie Ruhe – zu Ihrem Wohl und zu dem Ihres Kindes

AM BEGINN EINER WEHENPAUSE ist der Atemrhythmus meist zu schnell. Die Auslöser dafür sind vor allem die Anstrengung, aber auch die eigene Unruhe. Lassen Sie den Atem allmählich seine Ruhe finden. Zwingen Sie ihn keinesfalls durch Zählen zu einer zu raschen Veränderung.

Richtig atmen

IV.

DIE GEBURT

Übung: Der Lehnstuhl

Das gemeinsame Atmen hilft, rasch den Rhythmus zu ändern

Der Lehnstuhl kann, falls Sie das wünschen und daraus Kraft gewinnen, Ihr Partner sein. Aber auch ein bequemes Sitzmöbel oder das mit Kissen ausgepolsterte Bett eignet sich dafür. Die Position soll Ihnen die Möglichkeit zur Hingabe bieten.

▷ **Position:** Halb aufgerichtet sitzen Sie von einer weichen Lehne getragen. Ihr Oberkörper ist nicht geknickt. Die Wirbelsäule bildet eine gerade Linie.

▷ **Atem:** Sie pendeln Ihren Atemrhythmus wie oben beschrieben ein. Haben Sie diesen gefunden, lassen Sie Ihren Atem mehr und mehr in Ihre Lehne hineinfließen. Sind Sie an den Partner gelehnt, so paßt sich dieser Ihrem Atemrhythmus an.

Der Partner muß den Rhythmus Ihres Körpers erfühlen

Bei Paaren, die sich gemeinsam vorbereitet haben, kann der Partner der Frau durch seinen Atem helfen, den ruhigen Atemrhythmus rascher zu finden. Dies erfordert große Sensibilität, aber es ist körperlich wie seelisch sehr hilfreich.

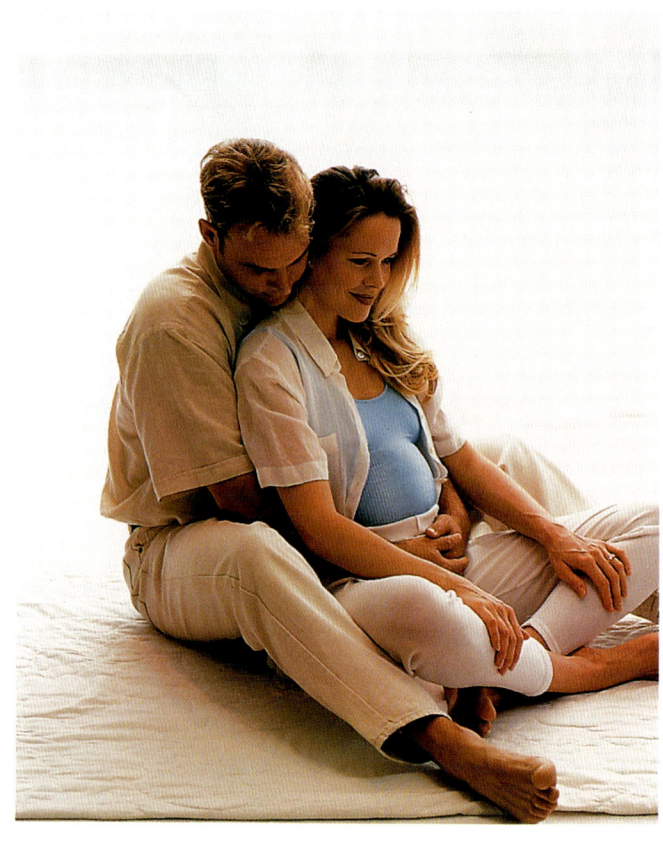

▷ **Bewegung:** Der Lehnstuhl kann sich in einen Schaukelstuhl verwandeln, indem Ihr Partner Sie mit jeder Einatmung durch leichtes Zurückpendeln seines eigenen Körpers etwas nach hinten schaukelt. Die Bewegung ist minimal und dient einzig der zusätzlichen Beruhigung.

▷ **Beachten:** Der Rhythmus der Atmung kann sich ändern; dagegen sollten Sie sich nicht sträuben. Sobald die nächste Wehe herankommt, gibt diese den Rhythmus vor.

Diese Position ist auch während der Schwangerschaft eine sehr angenehme Art, sich zu entspannen.

WEHENPAUSEN

Übung: Der Flirt

Bei dieser Übung lassen Sie sich von Ihrem Partner so richtig verwöhnen. Sie tun einfach nichts außer atmen – und vielleicht ein wenig flirten, denn das ist gesund. Flirten ist wie die Geburt ein erotisches Erlebnis. Es regt Atem und Kreislauf an und öffnet Körper, Geist und Seele – in unserem Fall für die nächste Wehe.

▷ **Position:** Sie liegen mit hochgelagerten Beinen auf dem Rücken. Die Fersen ruhen z.B. auf einem Stuhl. Die Beine fallen breit auseinander, so daß das Becken weit geöffnet ist. Fühlen Sie die weite weiche Öffnung der Scheide. Der Partner sitzt, hockt oder kniet hinter Ihnen. Er nimmt das Gewicht Ihres Kopfes auf.

▷ **Atem:** Sie sind im Ruheatemrhythmus und geben sich diesem hin. Mit jeder Ausatmung lösen sich die Spannungen. Die Einatmung macht in breiter Schwingung nach unten den Beckenboden weit. Atmen Sie einige Male zum Damm hin ein, damit er elastisch auf den Austritt des Babys reagieren kann. Ihr Partner übernimmt Ihren Atemrhythmus.

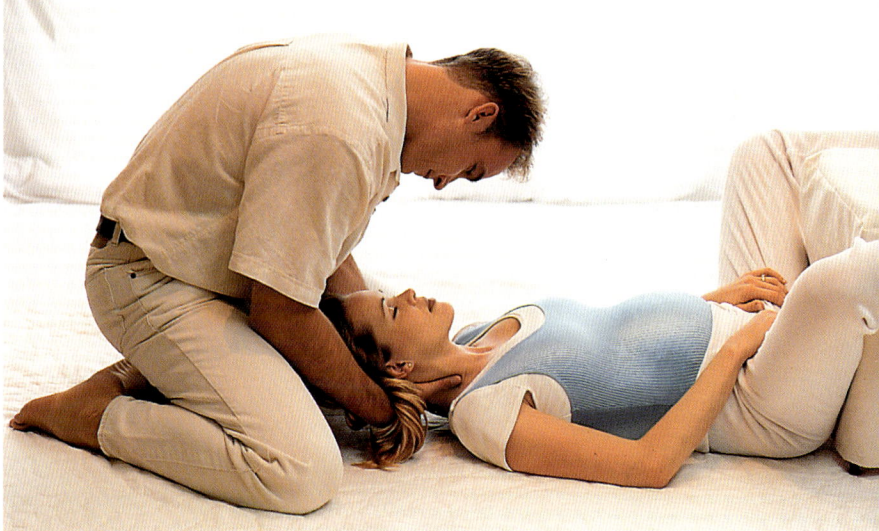

▷ **Bewegung:** Falls es Ihnen angenehm ist, kann der Partner mit jeder Ausatmung Ihren Kopf vorsichtig zu sich ziehen. Die Lendenwirbelsäule kann in dieser Position mit der Ausatmung immer wieder zu Boden sinken. Mit der Ausatmung sinken auch die Schultern leicht zu Boden.

▷ **Beachten:** Nichts wollen, nur geschehen lassen und ruhen. Halten Sie Ihren Kopf nicht fest. Der Partner trägt ihn. Diese Übung eignet sich nur für längere Wehenpausen.

Falls Sie für die nächste Wehe Ihre Position ändern möchten, so tun Sie dies langsam

IV.

DIE GEBURT

Übung: Das Päckchen

Diese Übung ist geeignet, um Sie zu entspannen und auch um Ihre Atmung gezielt in die zu öffnenden Regionen zu führen. Sie können so bestens den Atem für die nächste Wehe vorbereiten. Das Päckchen ist auch eine geeignete Position während der Wehe. Deshalb ist sie besonders für die kurzen Wehenpausen zu empfehlen.

▷ **Position:** Mit einem Kissen zwischen Fersen und Gesäß kauern Sie auf dem Boden. Ihr Kopf ist ebenfalls auf ein Kissen gestützt. Ihr Partner hockt oder kniet so neben Ihnen, daß er Ihren Rücken gut erreichen kann.

▷ **Atem:** Sie können hier perfekt zwischen dem Ruheatemrhythmus und dem kraftvollen Führen des Atems wechseln. Während Sie ruhig atmen, massiert Ihr Partner die Stellen an Ihrem Rücken, die besonders angestrengt sind. Äußern Sie Ihre Wünsche. Meist sind es der Bereich der Lendenwirbelsäule sowie das Kreuzbein und das Steißbein. Das Massieren erfolgt jeweils auf die Ausatmung.

Möchten Sie den Atem in die neue Kraft führen, so legt der Partner beide Hände breit auf Ihren Rücken. Sie führen Ihre Einatmung gegen seinen sanften Widerstand den Rücken entlang. Das durchblutet und lockert den Rücken und gibt dem Atem Kraft.

▷ **Bewegung:** Nur der Rücken hebt und senkt sich mit der Atembewegung.

Lassen Sie sich verwöhnen

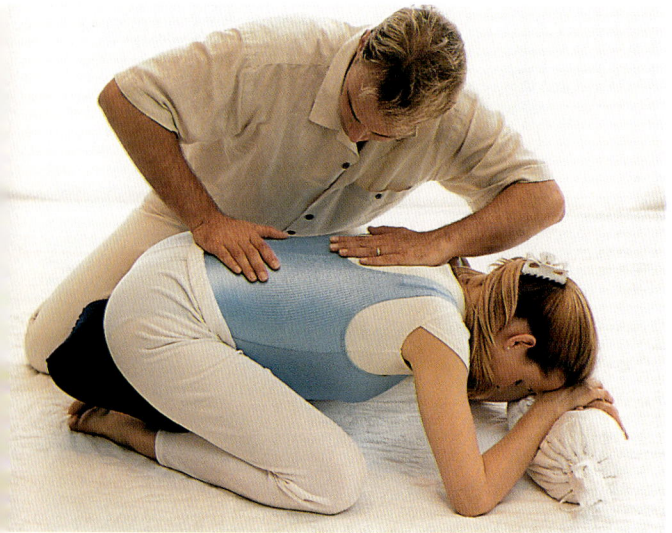

Sie können nun in dieser Position bleiben, um der Welle der Wehe entgegen zu atmen, oder in eine andere wechseln. Zum Beispiel können Sie sich aufrichten und auf Ihrem Kissen sitzen bleiben. Diese Übung ist auch sehr gut ohne Partner zu machen – abgesehen von Massage und Gegenspannung natürlich.

Die beruhigende Wirkung des gesummten Tones ist seit langer Zeit bekannt. In buddhistischen Klöstern gibt es sogenannte Summsteine. Die Mönche legen den Kopf in die Höhlung des Steines und summen ihren Ton in diesen hinein. Die Verstärkung der Vibration durch die Resonanz des Steines lassen sie auf sich wirken.

Die Vibrationen des Tones gleichen Spannungen aus und erzeugen ein Gefühl der Beruhigung. Die Durchblutung der Muskulatur wird dort wieder in Gang gesetzt, wo sie zuvor durch zu große Spannung reduziert war. Ihr Baby ist wieder in Elastizität gebettet.

Zum Zeitpunkt der Geburt können die inneren Muskeln in der Austreibungsphase weich nachgeben. Während der Wehentätigkeit findet die Gebärmutter eine nachgiebige Umgebung, und das reduziert den Schmerz erheblich.

Summen Sie zur Beruhigung

Der Atem in der Übergangsphase

Das »Abatmen« brauchen Sie in den Momenten, in denen Sie nicht oder noch nicht pressen dürfen. Es ist das Gegenteil des »Herausatmens« und soll dafür sorgen, daß das Zwerchfell möglichst ruhig bleibt und sich nicht mit Kraft der Gebärmutter nähert. Überlassen Sie es Ihrem Betreuungsteam, Ihnen das Signal dafür zu geben. Dann allerdings müssen Sie sofort reagieren.

Bei Atemnot atmen Sie in die hohle Hand

Wieder ist Ihr Atem in seiner Flexibilität und raschen Reaktion gefordert. Wie in der Übung »die Säule« (S. 68) beschrieben, bedeutet »Abatmen« das Ausatmen einer kleinen Luftmenge und das Loslassen des Zwerchfells. In der nachfolgenden Einatmung soll sich das Zwerchfell möglichst wenig senken. Um dies zu erreichen, lassen Sie nur eine kleine Luftmenge einströmen. Keine Bange – Ihr Körper holt sich die Luft, die er braucht. Lassen Sie nach der Ausatmung Kehle, Kiefer und Zunge los und den Atem langsam bei geöffnetem Mund einströmen.

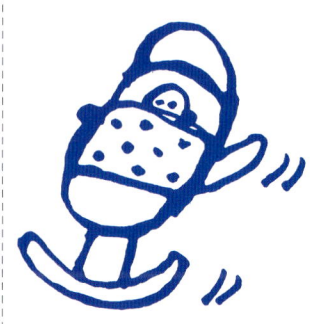

Eventuell wird man Sie auffordern zu hecheln, vor allem wenn Ihr Arzt und die Hebamme nicht mit Ihrer Atemarbeit vertraut sind. Übersetzen Sie den Begriff für sich mit »Abatmen«. Hecheln führt oft zu Hyperventilation und allen unangenehmen Erscheinungen, die damit verbunden sind: zum Beispiel zu Abwesenheit oder Übelkeit, zu erhöhter Nervosität und Beklemmungen. Die Atmung gerät dann in Not. Das können Sie jetzt nicht brauchen, denn Sie werden bald danach Ihr Baby »herausatmen«.

Hecheln führt oft zu Hyperventilation und ist daher zu vermeiden

Übrigens: Wenn Sie ein sicheres Gefühl für die Bewegung Ihres Zwerchfells entwickelt haben, reicht es, daß Sie dieses in der Übergangsphase ganz einfach nicht in die Tiefe schicken.

DIE GEBURT

Das Herausatmen des Babys

Sie werden Ihr Kind »herausatmen«

Atmen Sie Ihr Baby heraus, anstatt es herauszupressen. Nach Monaten der Vorbereitung in der Schwangerschaft, nach Stunden der Vorbereitung in der Eröffnungsphase, ist nun der Zeitpunkt der Geburt selbst gekommen.

> IN ETWA 20 BIS 40 MINUTEN wird Ihr Baby aus der Wärme Ihres schützenden Körpers in die Welt »hinausgetrieben«. Das Wort Austreibungsphase trifft dieses Ereignis sehr anschaulich. Die Gebärmutter, die sich während der Eröffnungsphase in ihrem unteren Teil geöffnet hat, drängt durch ihre Kontraktion von oben her das Kind aus sich heraus ins Freie. Der Atem kommt mit seiner Kraft und Sensibilität zum Einsatz, um mit Hilfe der stabilen Luftsäule das Kind sanft, aber bestimmt auf dieser Reise zu begleiten.

Die Luftsäule drängt das Kind kraftvoll heraus

Das Herausatmen geschieht mit Hilfe der stabilen Luftsäule, die Sie sich im Laufe Ihrer Atemübungen erarbeitet haben. Stellen Sie sich diese Lutftsäule so breit wie ihr Zwerchfell vor. Mit der Einatmung wird sie länger. Das gut trainierte Zwerchfell geht kraftvoll in die Tiefe. Es drängt gemeinsam mit der Gebärmutter das Kind nach unten. Nun ist aber das Kind nicht mit einem einzigen Atemzug geboren. Lassen Sie das Zwerchfell in der Ausatmung wieder nach oben gehen, dann muß die Gebärmutter alleine weiterarbeiten. Die Kontinuität des Ablaufes ist unterbrochen. Das Kind soll weiter in kontinuierlichem Tempo dem Licht entgegengleiten. – Das ist das Beste für Sie und Ihr Kind.

Mit Hilfe des Tons entwickelt das Zwerchfell auch in der Ausatmung seine Kraft nach unten

Das Zwerchfell muß also möglichst an der Gebärmutter bleiben. Und dort soll es in der Ausatmung weiterhin seine Kraft nach unten schicken. Dies haben Sie in allen Übungen des geführten Atems erlebt, in allen Übungen mit Klängen und Tönen geschult und gekräftigt. Wenn man in der Ausatmung durch den Ton die Tiefe der Atemsäule und die Kraft des Zwerchfell aufrechterhält, so wirkt die austreibende Kraft des Atems auch in der Ausatmung. Durch die Öffnung Ihres Beckenbodens, einen geschmeidigen unteren Rücken und ohne

DAS BABY HERAUSATMEN

Widerstand der Bauchdecke, wird Ihr Baby in stetigem Fluß »herausgeatmet«.

Eine angespannte Bauchdecke verengt den Geburtsweg. Sie ist deshalb ein Hindernis

Schreien ist erlaubt. Ein Schrei, der eine gute Atemgrundlage hat, ist befreiend und schickt das Zwerchfell in die Tiefe. Wenn also Ihr Vorhaben, einen Ton von sich zu geben, in einen Schrei mündet, so wiederholen Sie diesen am besten, bevor Sie wieder zu Ihrer konzentrierten Form des »Herausatmens« übergehen. Haben Sie keine Scheu, Ungewohntes und Unübliches zu tun. Sie sind es ja auch nicht gewohnt, ein Kind zu bekommen, und im Kreißsaal gibt es kaum Unübliches.

Ein Schrei kann von Spannungen befreien

Luftanhalten ist ungünstig. Die Kraft des Atems ist immer abhängig von der Elastizität der Atemmuskulatur. Zur Erhaltung der Elastizität benötigt das Zwerchfell, wie jeder Muskel, Entspannungsphasen – den Moment des kurzen Loslassens, um anschließend seine Kraft noch besser entfalten zu können.

Das Pressen mit Hilfe des Bauches ist ebenso hinderlich wie das Luftanhalten. Die Austreibungsphase kann nicht beschleunigt werden, indem man die sogenannte Bauchpresse einsetzt. Die Bauchdecke besteht aus vielen Muskelschichten, die in weise organisierter Form zusammenwirken. Es würde eine hervorragende Beherrschung der einzelnen Partien brauchen, um das Kind synchron mit der Arbeit der Gebärmutter von oben nach unten auszutreiben. Die Bauchpresse behindert den Geburtsvorgang.

> **DIE ERFAHRUNG MIT IHREM ATEM** läßt Ihnen die freie Wahl der Position zum »Herausatmen«. Was Sie gelernt und erfahren haben, können Sie überall und in vielen Positionen anwenden – ob in der Wanne oder auf dem Gebärstuhl, ob im Liegen oder im Stehen. Ihr Atem ist vorbereitet und wird die Geburt unterstützen.

Zur Anregung noch zwei gute Möglichkeiten, um das »Herausatmen« mit Partnerübungen vorzubereiten.

IV.

DIE GEBURT

Übung: **Das Boot**

Sie können in dieser Position mit Ihrem Partner üben, gute Atemspannung zum »Herausatmen« zu erzeugen. Gleichzeitig hilft Ihr Partner durch das Abstützen Ihrer Beine, die Offenheit im Beckenboden zu bewahren.

▷ **Position:** Setzen Sie sich einander gegenüber. Sie sollten sich anlehnen können. Ihre Beine sind geöffnet. Ihr Partner legt seine Beine von innen an Ihre. Der Abstand zwischen ihnen ist so groß, daß Sie sich bequem an den Händen fassen können.

▷ **Atmung:** Beginnen Sie mit einer Ausatmung, der Sie ein bis zwei ruhige Atemphase anschließen. Nun ist Ihr Atem zur Arbeit bereit. Sie führen die Einatmung in die Tiefe. Ihre Luftsäule wird dabei breit und stark. Das Zwerchfell senkt sich deutlich fühlbar in den Abdominalbereich (im Moment der Geburt auf die Gebärmutter).

Der Partner versucht Sie zu sich zu ziehen, Sie bieten ihm mit Stärke, aber ohne Härte Widerstand. Ihr Körper wird während der Ausatmung weiter. Sie lehnen sich gegen den Zug Ihres Partners in sich selbst zurück. Zur nachfolgenden Einatmung lassen Sie alle Zugkräfte außen und innen kurz los. Die Luft ergänzt sich von alleine. Das geht blitzschnell, wenn Sie es gut trainiert haben.

Stellen Sie sich vor, Sie sitzen in einem von Wellen geschaukelten Boot. Sie schicken Ihren Atem in die Bewegung dieser Wellen hinein, ins Wasser, immer tiefer, weit aus sich heraus. Ihr Atem ergießt sich aus Ihrem Körper wie ein Wasserfall, in dem Ihr Kind »herausgeschwemmt« wird.

▷ **Bewegung:** Die Bewegung ist eine, die nicht zustande kommt oder nur in geringem Umfang. Sie ziehen einander vor und zurück, doch ist diese Bewegung hier zugunsten der Kraft des Zwerchfells verinnerlicht.

▷ **Beachten:** Werden Sie nicht unbeweglich oder hart. Denken Sie daran, daß die Kraft des Zwerchfells von seiner Elastizität abhängt.

Nach dieser Übung kann es gut sein, daß Sie ein wenig erschöpft sind, denn sie ist ziemlich anstrengend. Steigern Sie daher die Dauer und Intensität allmählich, aber stetig. Entspannen Sie sich gemeinsam, z. B. mit eine Zwiegespräch (siehe S. 45).

Der Atem unterstützt Sie in jeder Position

Die Ausatmung führen Sie mit Hilfe des Tones. Ihr Partner gibt Ihnen dabei Spannung

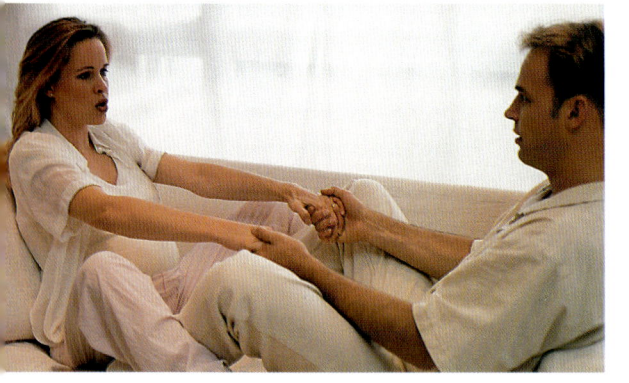

DAS BABY HERAUSATMEN

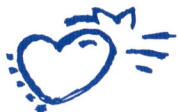

Übung: Der Steigbügel

Der Steigbügel in der Form Ihres Trimmbandes läßt Sie in einen elastischen Widerstand einsteigen. Es funktioniert wie bei den Tonübungen in Kapitel III, nur diesmal mit dem Partner. Das hat beim Herausatmen den Vorteil, daß Sie die Hände frei haben.

▷ **Position:** Sie sind so gebettet, daß Ihr Schulterbereich abgestützt ist. Ab der Lendenwirbelsäule liegt Ihr Körper flach auf. Das Zwerchfell kann in gerader Linie nach unten arbeiten. Die Füße stehen im Gurt wie in Steigbügeln. Der Partner steht hinter Ihnen und hält das andere Ende des Gurtes.

▷ **Atem:** Der Atem arbeitet hier wie immer beim »Herausatmen« (siehe auch »das Boot«). Während der Ausatmung schieben Sie Ihre Füße von sich. Ihr Partner gibt Ihnen durch das leichte Ziehen am Gurt die Gegenspannung, die Sie brauchen, um in der Ausatmung das Zwerchfell in der Tiefe zu halten.

▷ **Bewegung:** Ihre Beine entfernen sich geringfügig vom Körper, jedoch nur zur Spannungsübernahme im Zwerchfell. Keinesfalls hängen Sie sich in den Gurt hinein, als wollten Sie ihn zerreißen. Der Gurt wird auch niemals zur Gänze gedehnt.

▷ **Beachten:** Die Entwicklung der inneren Kraft ist wesentlich größer als die der äußeren. Die äußere Kraft läßt zu, daß der Körper seine Offenheit beibehält.

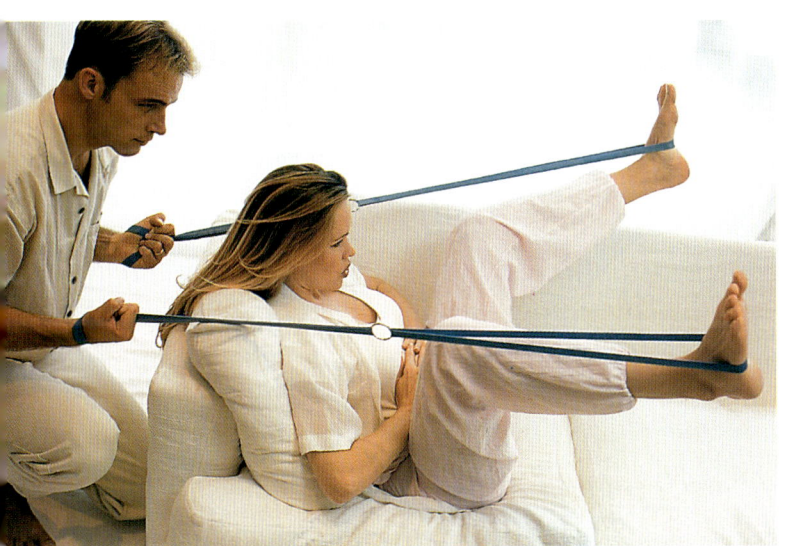

Nach der Übung
haben Sie sich eine Pause verdient, in der Sie Ihre Atmung in den Ruhezustand zurückführen.

IV.

DIE GEBURT

> DAS HERAUSATMEN hilft dem Kind, auf sanfte Weise das Licht der Welt zu erblicken. Der erste Schrei ist das Zeichen dafür, daß es nun selbst atmet. Legen Sie Ihr Baby auf Ihren Bauch. Begrüßen Sie es mit Ihrer Wärme, mit Ihrer Stimme, mit Ihrer Seele. Genießen Sie das Glück, dieses Leben zu fühlen, das Sie zur Welt gebracht haben.

Ihr Leben wird ab sofort anders. Es liegt ganz bei Ihnen, was Sie daraus machen. Lassen Sie sich auf diesen kleinen, neuen Menschen ein. Mit ihm zu lachen, zu weinen und zu atmen, ist das größte Glück. Ich wünsche es Ihnen.

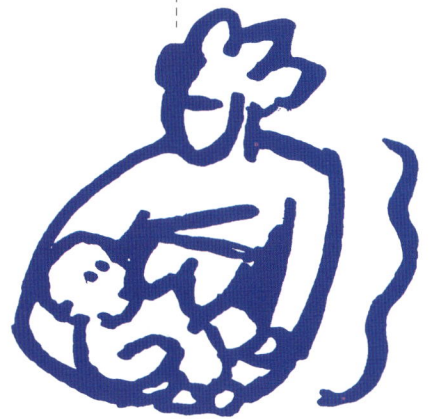

Register

Hinweis: Die Namen der Atemübungen sind *kursiv* gesetzt.

Abdomen 9
Abdominal-
   Atmung 9
Atemapparat 9
Atemmuskulatur 11
Atempause 54
Atemräume 10
Austreibungsphase 90–94

Ball 21
Bauch, Anfreunden mit dem 40
Bauchmuskelübungen 44
Begrüßung 41
Bewußtsein 15
Biene 53
Blüte 32
Boot 92

Duft 18
Düne 24

Elastizität 22
Entspannung 54
Eröffnung 81

Fächer 73
Flirt 87
Führen des Atems 33, 36f.

Geburt 80–94
Gefäß 64
Gummiband 70
Gummiwand 35

Hängematte 30
Hebel 74

Herausatmen des Babys 90–94
Heuschrecke 76
Hohlkreuz 27
Hygiene 16
Hyperventilation 16

Katze 46
Kennenlernen 14
Klang 48
Klangerzeugung 67
Klingen des Atems 48
Königssitz 19
Kurzatmigkeit 73, 75
Kuß 34
Kutscher 20

Lautgebung bei der Geburt 66
Lehnstuhl 86
Löwenmaul 49
Löwenmaul seitlich 50
Luftanhalten 91
Lufthygiene 16
Luftsäule 69

Massage durch den Atem 57

Nasenatmung 17

Ozean 83

Päckchen 88
Partnerübungen 45ff., 56, 62–65, 92f.
Pfeil 29
Positionen während der Eröffnung 82
Pressen 91

Reinigungsatem 16
Rücken 47

Säule 52, 68
Schmerz 80
Schmerz wegatmen 35
Schreien 91
Schwamm 28, 66
Seerose 25
Senkwehen 77
Sitzposition 19
Sonnenuhr 26
Start 84
Steigbügel 71, 93
Stimme 48, 51
Strohhalm, Versuch mit 51

Teich 43
Telefon 58
Tiefatmung 22, 40
Tisch 31
Ton 48
Tonübungen 66–71

Übergangsphase 89
Übungen mit Ton 50–53
Übungsmaterial 8
Übungsprogramm 8
Umspülen 42

Verbeugung 63

Wegatmen von Schmerz 35
Wehen 80f.
Wehenpausen 84–89
Welle 56
Wind 36

Zwiegespräch 45

Alle lieferbaren Titel der Reihe Ratgeber Eltern aus dem Mosaik Verlag auf einen Blick:

Dr. Brigitte Beil
Das übergewichtige Kind
ISBN 3-576-11234-0

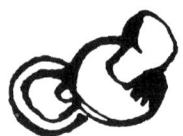

Elisabeth Fischer/Dr. Irene Kührer
Gesund essen in der Schwangerschaft
ISBN 3-576-11123-9

Andy Fumolo
Schlank und fit nach der Schwangerschaft
ISBN 3-576-10779-7

Ute Gerzabek
Richtig atmen für eine sanfte Geburt
ISBN 3-576-11198-0

Doro Kammerer
Frühchen brauchen Wärme
ISBN 3-576-11099-2

Doro Kammerer
Guter Rat für Zwillings-Eltern
ISBN 3-576-10685-5

Tina Kuckelmann
Körperpflege für Babys und Kleinkinder
ISBN 3-576- 11024-0

Rita Lanz
Hebammen-Rat für Schwangere
ISBN 3-576-11025-9

Cornelia Nitsch/Cornelia von Schelling
Kindern Grenzen setzen – wann und wie?
ISBN 3-576-11076-3

Cornelia Nitsch
Trotzphase? – Nerven behalten!
ISBN 3-576-11097-6

Gerda Pighin
Kindern Werte geben – wann und wie?
ISBN 3-576-11127-1

Vera Sandberg
Das überaktive Kind
ISBN 3-576-11217-0

Peter Walker
Babymassage
ISBN 3-576-11163-8

Vivian Weigert
Schlaf, Baby, schlaf
ISBN 3-576-11023-2

Vivian Weigert
Stillen – Die schönste Zeit mit dem Baby
ISBN 3-576-11098-4

Vivian Weigert
Warum schreit mein Baby?
ISBN 3-576-11233-2

Dr. Renate Zeltner
Was Babys und Kleinkindern schmeckt
ISBN 3-576-11146-8

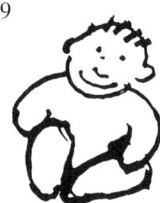

Jeder Band hat 96 Seiten und ist durchgehend farbig illustriert.

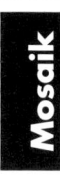

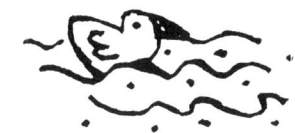

Erhältlich überall dort, wo es Bücher gibt.